中医祛病系列

边学边用

祛病按摩

臧俊岐◎主编

新疆人民出版总社
新疆人民卫生出版社

图书在版编目（CIP）数据

按摩祛病边学边用/臧俊岐主编. --乌鲁木齐：
新疆人民卫生出版社,2016.12
（中医祛病系列）
ISBN 978-7-5372-6849-3

Ⅰ.①按… Ⅱ.①臧… Ⅲ.①按摩疗法(中医)－图解
Ⅳ.①R244.1-64

中国版本图书馆CIP数据核字(2017)第017738号

按摩祛病边学边用
ANMO QUBING BIANXUEBIANYONG

出版发行	新疆人民出版总社 新疆人民卫生出版社
责任编辑	贺　丽
摄影摄像	深圳市金版文化发展股份有限公司
策划编辑	深圳市金版文化发展股份有限公司
封面设计	深圳市金版文化发展股份有限公司
地　　址	新疆乌鲁木齐市龙泉街196号
电　　话	0991-2824446
邮　　编	830004
网　　址	http://www.xjpsp.com
印　　刷	深圳市雅佳图印刷有限公司
经　　销	全国新华书店
开　　本	173毫米×243毫米　16开
印　　张	12
字　　数	150千字
版　　次	2017年3月第1版
印　　次	2017年3月第1次印刷
定　　价	29.80元

前言

在远古时代，没有现代先进的医疗设备和医疗技术的恶劣环境下，人们常常需要通过其它方式来解决自身病痛。我们的祖先在长期的实践中发现，若在病痛的局部按一按、揉一揉，或者用小石头刺刺、小木棍扎扎，就能减轻或者消除病痛。因此，推拿逐渐从无意识的偶然动作演变成为人们自由运用的治病方法。

推拿疗法又称为按摩疗法，在中国流传了几千年，是我国传统的非药物自然疗法之瑰宝。中国现存最早的医典《黄帝内经》，其中《素问》中有9篇、《灵枢》中有5篇对按摩进行了论述。《素问·血气形志篇》说："形数惊恐，经络不通，病生于不仁，治之以按摩、醪酒。"指出了如果经络不通、气血不通，人体的某个部位就会出现疾病，在治疗上可以用按摩的方法疏通经络气血，达到治疗的作用。

按摩疗法深受现代人的青睐，它绿色健康、简单易学、无毒副作用，所以也受到养生家的重视。现代人大多数将其用于保健和休闲，患病时较少用按摩的方法来治疗。然而，按摩用于治疗疾病效果是相当可观的，尤其是治疗软组织损伤、慢性劳损类疾病，如颈椎病、肩周炎、头痛、中风偏瘫等疗效显著，对儿科、心脑血管科、男科、妇科等病症的治疗均有良效。

本书详细讲述了经络推拿基础知识以及近百种常见病的推拿疗法。每个疾病，选取疗效最佳的5大特效穴进行推拿，教您10分钟轻松祛病。本书图文并茂，配有真人取穴图和操作图，让读者轻松找穴，自如操作，快速祛病。

目录

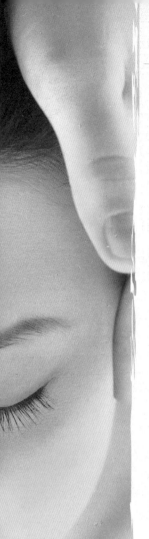

第3章

心脑血管好，健康无忧

第4章

推拿调节精神与神经系统疾病

第5章

推拿改善消化系统，胃口好

第6章

推拿按揉即可改善泌尿生殖系统疾病

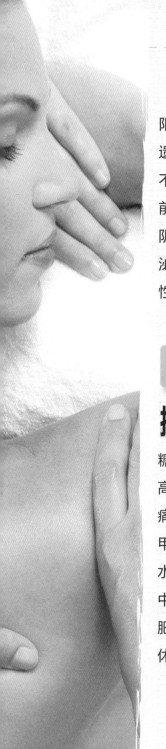

第**7**章

推拿调理内分泌及循环系统疾病

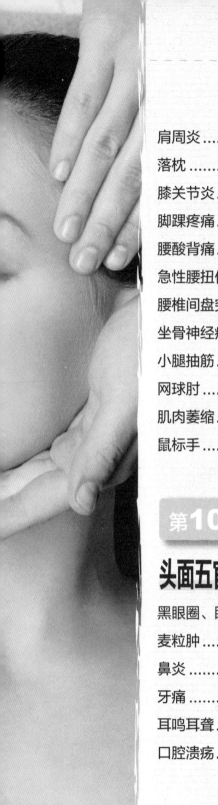

第**10**章

头面五官问题莫忽视，推拿来帮忙

第11章

告别皮肤问题，身轻松

第 1 章

推拿入门，学习最简便的自然疗法

推拿又称按摩，古称按蹻，其历史悠久，是我国传统医学中独特的治疗方法之一。推拿是以中医的脏腑、经络学说为理论基础，并结合西医的解剖和病理诊断知识，用手法作用于人体体表的特定部位以调节机体生理、病理状况，达到理疗目的的方法。从性质上来说，推拿是一种物理的自然治疗方法。入门简单，易掌握，人人都可以是推拿师。

从外治内——推拿祛病保健康 · 找准穴位疗效更佳

看图解轻松学推拿手法 · 推拿的适应证和禁忌证

从外治内——推拿祛病保健康

穴位是人体脏腑经络之气输注于体表的部位，也是邪气所客之处。推拿是一种特有的治疗疾病的手段，它是一种"从外治内"的治疗方法，是用手在人体上按经络、穴位并用推、拿、提、捏、揉等手法进行治疗。推拿与穴位结合祛病，效果常事半功倍。

◨ 推拿的历史起源和发展

推拿疗法是中医特有的治疗疾病的手段。它是运用手的技巧，在人体皮肤上连续施力、"由外治内"的治病方法。《史记》就曾记载先秦时名医扁鹊用推拿疗法治病的事例。而秦代至今已有两千多年，可见推拿这种理疗法在中国已有悠久的历史了。

我们的祖先在长期的实践中发现，若在病痛的局部按按揉揉，或者用小石头刺刺、小木棍扎扎，就能减轻或者消除病痛，由此逐渐发现了经络穴位的神奇之处。其实这种"以痛为腧"的取穴方式，就是推拿腧穴的原形。

后来先古医家不断总结经验，对腧穴有了进一步的认识，摸清了按压什么位置能起到什么样的治疗作用。大约在公元前1世纪的时候，已有具体名称的穴位大概有160个。之后，古代的医学家们对穴位的主治功能方面的认识也不断地丰富、完善起来。到了清代，有名称的穴位一共有361个。这361个穴位分别位于十二经和任督二脉之上，有固定的名称和固定的位置，这也是我们现代人常说的"经穴"，或者"十四经穴"。另外有一些穴位，也都有自己的名字和固定的位置，但是却不属于十四经，而是属于另外一个系统，那就是"经外奇穴"，比如说四缝、定喘等。除了上面所提到的穴位之外，其实还有一类穴位，它们既没有固定的名字，也没有固定的位置，这就是"阿是穴"。"阿是穴"其实就是病痛局部的压痛点或者敏感点。

◨ 人体穴位的主要功效

中医认为，人体穴位主要有四种大的作用：首先它是经络之气输注于体表的部位；其次它是疾病反映于体表的部位，当人体生理功能失调的时候，穴位局部可能会有一些变化；再次，我们可以借助于这些变化来推断到底是身体的什么部位出现了问题，从而来协助诊断；最后，当人体出现疾病的时候，这些穴位还是针灸、推拿等疗法的刺激部位。

◈ 推拿的主要功效

穴位是人体脏腑经络之气输注于体表的部位，也是邪气所客之处。在防治疾病时，穴位是治疗疾病的刺激点与反应点，以通经脉，调气血，使阴阳归于平衡，脏腑趋于调和，从而达到祛除病邪的目的。而推拿穴位可以增强机体免疫力，防病治病。临床实践证明：推拿一般有以下五大功效。

平衡阴阳，调整脏腑

阴阳失调便会引发脏腑功能的紊乱，从而导致疾病的发生。推拿能够调整脏腑的功能，使之达到阴阳平衡。

疏通经络，调和气血

作为运行气血的通路，经络内属于脏腑，外络于肢节，它将人体的各个部分有机地联系在一起。当经络不通时，机体便会发生疾病，通过推拿，可以使经络疏通，气血流通，进而消除疾病。

扶正祛邪，增强体质

自我推拿是患者通过自我刺激穴位，增强其扶正、祛邪的功能，从而促进自身的消化吸收和营养代谢，保持软组织的弹性，提高肺活量等的一种手段。

强壮筋骨，通利关节

骨伤疾患会直接影响到运动系统功能，自我推拿能够强健筋骨，令患者的正常功能得以恢复，令由于肌肉等软组织痉挛、粘连而导致关节失利的患者解痉松粘、滑利关节。实践证明，在病变的关节部位进行推拿，可以促进关节滑液的代谢，增强关节囊和关节的韧性。

活血化瘀，消肿止痛，松解粘连

肢体软组织损伤之后，这个部位的毛细血管便会破裂出血，形成局部瘀血而又肿胀疼痛的现象。外伤或者出血这种局部的刺激可引起血管的痉挛。推拿能够加速局部供血、消散瘀血、松解粘连、消除痉挛、恢复关节功能。推拿不仅能强身健体、益寿延年，还可以防治许多疾病。

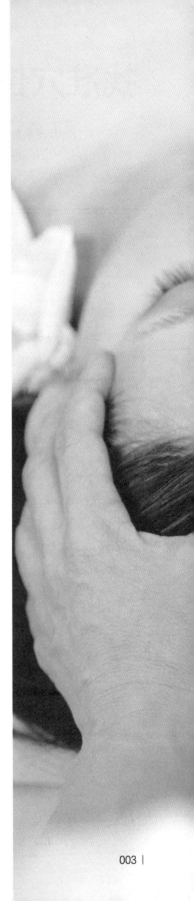

找准穴位疗效更佳

在养生知识日益普及的今天，穴位推拿早已经融入到人们的日常生活当中。使用经络穴位是一项技术活，也可以说是一把双刃剑，如果找对了穴位，再加上适当的手法，便可以益寿延年，如果在一窍不通或是一知半解的情况下胡乱摆弄，往往会弄巧成拙。

◆ 手指同身寸度量法

手指同身寸度量取穴法是指以患者本人的手指为标准度量取穴，是临床取穴定位常用的方法之一。这里所说的"寸"，与一般尺制度量单位的"寸"是有区别的，是用被取穴者的手指作尺子测量的。由于人有高矮胖瘦之分，不同的人用手指测量到的一寸也不等长。因此，测量穴位时要用被测量者的手指作为参照物，才能准确地找到穴位。

（1）拇指同身寸：拇指间关节的横向宽度为1寸。

（2）中指同身寸：中指中节屈曲，内侧两端纹头之间作为1寸。

（3）横指同身寸：又称"一夫法"，指的是食指、中指、无名指、小指并拢，以中指近端指间关节横纹为准，四指横向宽度为3寸。

另外，食指和中指二指指腹横宽（又称"二横指"）为1.5寸。食指、中指和无名指三指指腹横宽（又称"三横指"）为2寸。

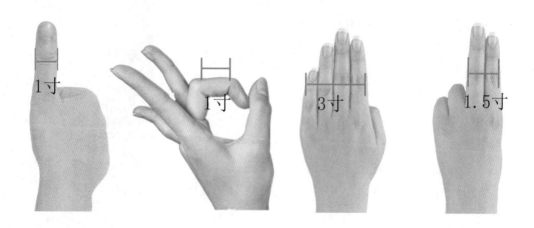

◈ 简易取穴法

简易取穴法主要用于某些特定穴位的取穴，其特点为简便易行，通常仅作为取穴法的参考，应用时多以体表标志法和骨度分寸法为准。如两耳尖连线的中点取百会（如下图所示）；两手伸开，于虎口交叉，当食指端处取列缺；人体直立双手下垂取风市；握拳，屈指时中指尖处为劳宫等。

◈ 标志参照法

固定标志：常见判别穴位的标志有眉毛、乳头、指甲、趾甲、脚踝等。如：神阙位于腹部脐中央；膻中位于两乳头中间。动作标志：需要做出相应的动作姿势才能显现的标志。如张口取耳屏前凹陷处即为听宫穴。

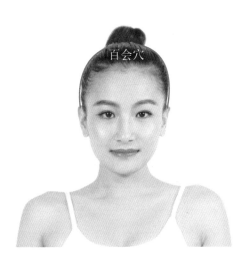

百会穴

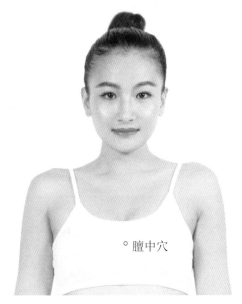

。膻中穴

◈ 感知找穴法

感觉疼痛的部位，或者按压时有酸、麻、胀、痛等感觉的部位，可以作为阿是穴进行治疗。阿是穴一般在病变部位附近，也可在距离病变部位较远的地方。

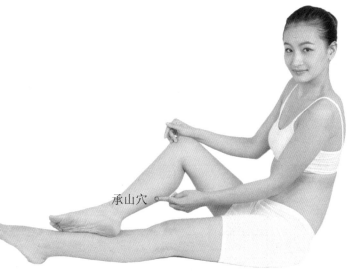

承山穴

骨度分寸法

前后发际间为12寸；两乳头之间为8寸；胸骨体下缘至脐中为8寸；脐孔至耻骨联合上缘为5寸；肩胛骨内缘至背正中线为3寸；腋前（后）横纹至肘横纹为9寸；肘横纹至腕横纹为12寸；股骨大粗隆（大转子）至膝中为19寸；膝中至外踝尖为16寸；胫骨内侧髁下缘至内踝尖为13寸。

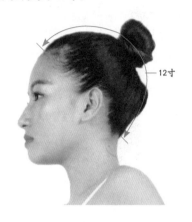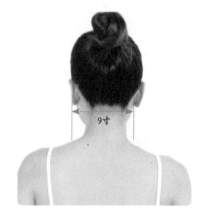

骨度分寸度量法

部位	起止点	骨度分寸
头部	前发际至后发际	12寸
	前额两发角之间	9寸
	耳后两乳突之间	9寸
胸腹部	岐骨至脐中	8寸
	脐中至横骨上廉	5寸
	两乳头之间	8寸
背腰部	肩胛骨内侧缘至后正中线	3寸
侧胸部	腋下至第11肋端下方	12寸
上肢部	腋前纹头至肘横纹	9寸
	肘横纹至腕横纹	12寸
下肢部	耻骨联合上缘至股骨内上髁	18寸
	胫骨内侧髁下缘至内踝高点	13寸
	股骨大转子至膝中	19寸
	膝中至外踝高点	16寸
	外踝高点至足底	3寸

看图解轻松学推拿手法

推拿是中医治疗疾病的手段，也是中国百姓日常保健的常用手法，推拿的方法不同，其效果也不一样。下面为大家详细介绍推拿的各种手法，让您一目了然，手到病除！

◆ 压法

以肢体在施术部位压而抑之的方法称为压法。压法具有疏通经络、活血止痛、镇静安神、祛风散寒和舒筋展肌的作用，经常被用来进行胸背、腰臀以及四肢等部位的推拿。

01 指压法
以手指用力按压穴位，还可以一边用力，一边顺着一定的方向滑动。

02 掌压法
以掌面为着力点对体表的治疗部位进行按压，可以一边用力一边进行滑动。

03 肘压法
肘关节屈曲，以肘尖部为着力点，对体表治疗部位进行按压。

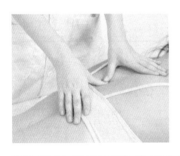 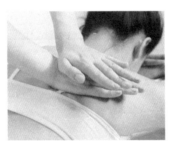 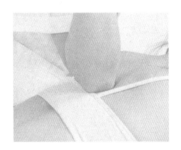

◆ 捏法

捏法就是用拇指、食指和中指相对用力，提捏身体某一部位皮肤肌肉的推拿手法。捏法的动作和拿法相似，只是用力较轻微，动作较小。捏法如果施用于脊柱两侧部位，就是我们平时所称的"捏脊"。捏法适用于头部、颈部、四肢和脊背，具有活血化瘀、舒经活络、安神益智的作用，能够治疗消化道疾病、月经不调、神经衰弱等多种慢性疾病。

01 捏法
用拇指、食指和中指相对用力，提捏某一部位的皮肤肌肉。

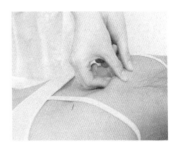

◈ 点法

用指端、肘尖或屈曲的指关节突起部分着力，点压在一定部位的推拿手法称为点法，也称点穴。点穴时也可瞬间用力点按人体的穴位，具有开通闭塞、活血止痛、解除痉挛、调整脏腑功能的作用，适用于全身各部位及穴位的推拿。

---

01 拇指指端点法
手握空拳，拇指伸直并紧靠于食指中节，用拇指端点压一定的部位。

02 屈拇指点法
拇指屈曲，用拇指指间关节桡侧点压一定部位。操作时可用拇指端抵在食指中节外缘以助力。

03 屈食指点法
食指屈曲，其他手指相握；用食指第一指间关节突起部分点压一定部位。

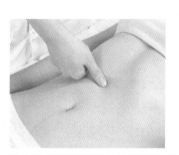 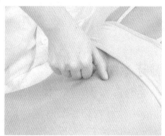 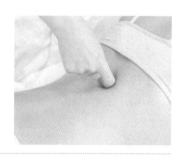

◈ 拿法

以单手或者双手的拇指与其余四指相对，握住施术部位，相对用力，并做持续、有节律的提捏方法，称为拿法。主要用于颈部、肩背部及四肢部位。在临床应用的时候，拿后需配合揉摩动作，以缓解刺激引起的不适。注意拿捏时间不要过长，次数不宜过多。

---

01 二指拿法
用拇指和食指提拿推拿部位。一般适用于颈项部、骨关节处，动作宜轻柔，切忌用力过猛。

02 三指拿法
用拇指、食指和中指提拿推拿部位。逐渐用力内收，提起肌肤，做轻重交替而连续的提捏或揉捏。

03 掌拿法
让拇指与四指分开，用掌部力量提拿推拿部位。操作时，手法要稳而柔和，力度适中。

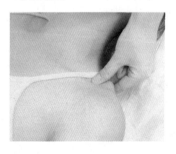 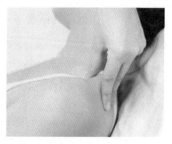 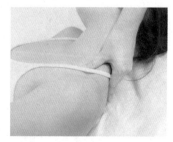

◪ 按法

用指、掌或肘深压于体表一定部位或穴位的推拿手法，称为按法。按法是一种较强刺激的手法，有镇静止痛、开通闭塞、放松肌肉的作用。指按法适用于全身各部位穴位；掌根按法常用于腰背及下肢部位穴位；肘按法压力最大，多用于腰背、臀部和大腿部位穴位。

01 掌按法
用掌根或全掌着力于体表某一部位或穴位上，逐渐用力下压，称为掌按法。

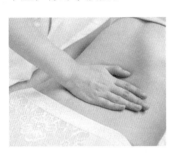

02 指按法
用手指着力于体表某一部位或穴位上，做一掀一压的动作，逐渐用力下压，称为指按法。

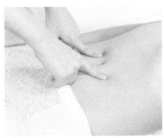

03 肘按法
用手肘的力量着力于体表某一部位或穴位上，逐渐用力下压，称为肘按法。

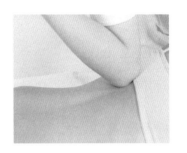

◪ 揉法

揉法指的是用指、掌、肘部吸附于肌体表面某些部位或穴位，或在反射区上做柔和缓慢的回旋转动或摆动，并带动皮下组织一起揉动的一类推拿手法。揉法具有宽胸理气、消积导滞、祛风散寒、舒经通络、活血化瘀、消肿止痛、缓解肌肉痉挛等作用。

01 单指揉法
用拇指指腹吸附于肌体的某些部位、穴位或反射区上做回旋的揉动，力度适中，适用于狭小部位。

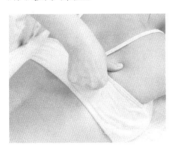

02 多指揉法
将食指、中指或多指并拢，指腹着力，吸附于肌肤的某些部位或穴位上，做腕关节连同前臂小幅度回旋转动。

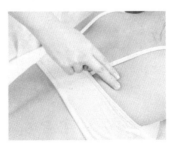

03 大鱼际揉法
用大鱼际着力于肌肤的一定部位上，腕部放松，以前臂为支点，前臂做主动转动，带动腕部做柔和缓慢的旋转动作。

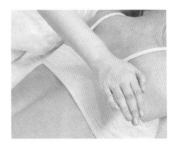

04 掌根揉法

以掌根部吸附于肌体的某些部位或穴位上，腕部放松，以肘部为支点，前臂做主动摆动，带动腕部做回旋转动。

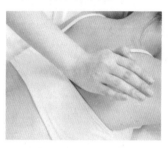

05 掌揉法

全掌紧贴于肌肤的某些部位上，腕部自然放松，以肘为支点，前臂做主动摆动，带动手腕做柔和缓慢的回旋转动。

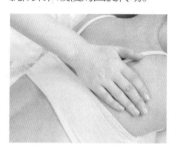

06 肘揉法

用肘的尺桡交界处肌肉丰满的部位着力于肌体的某些部位上，以肩为支点，上臂做主动摆动，带动前臂做回旋转动。

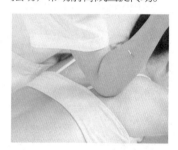

提拿法

　　提拿法指的是用拇指和其余四指，或用双手分置于患部肌肉或肌腱上，用力向上提起并进行节律性拿提的推拿手法。提拿法能够通经活络、解除疲劳，多适用于颈肩部、腰背部等部位。

01 单手提拿法

用拇指和其余四指分别置于患部肌肉或肌腱两侧，用力向上提起并进行节律性拿提。

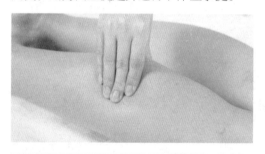

02 双手提拿法

双手分置于患部肌肉或肌腱上，用力向上提起并进行节律性拿提。

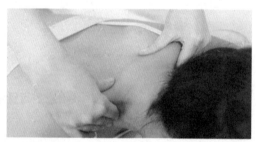

掐法

　　掐法指的是以拇指指甲在一定的部位或穴位上用力按压的一种推拿手法。掐法适用于面部及四肢部位的穴位，是一种强刺激的手法，具有开窍解痉的功效。如掐人中穴可以解救中暑及晕厥者。

01 掐法

以拇指指甲在一定的部位或穴位上用力掐压的一种推拿手法。在掐压的过程中，以受术者能承受为度。

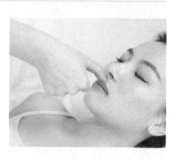

按揉法

按揉法指的是用指腹和掌根置于一定的部位上进行短时间的按压，再做旋转揉动或边按边揉的推拿方法。按揉法能够开窍提神、调和气血、散寒止痛，适用于全身各个部位的推拿。

01 拇指按揉法
以拇指指腹置于施术部位进行短时间的按压，再旋转揉动或边按边揉。

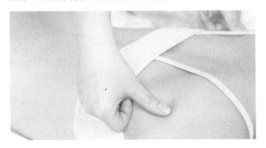

02 多指按揉法
以多指指腹置于施术部位进行短时间的按压，再旋转揉动或边按边揉。

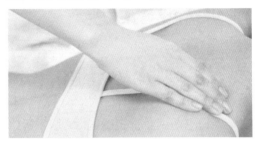

03 鱼际按揉法
用大鱼际或小鱼际置于身体上进行短时间的按压，再旋转揉动或边按边揉。

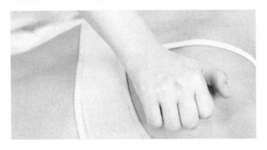

04 掌根按揉法
用手掌根部置于施术部位进行短时间按压，再旋转揉动或边按边揉。

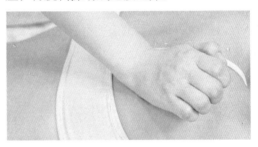

拍法

用虚掌或适用的拍子拍打体表部位的一种推拿手法，称为拍法，又称拍打法。拍打法在临床上较为常用，多作为治疗的辅助手法，可用于全身各部，但是胸腹部极少运用，常用于肩背、腰骶部及大腿部，具有舒经活络、消除疲劳等作用。

01 拍法
以虚掌拍之，常用于肩背部、腰骶部及臀部。在操作过程中忌用实心掌拍打，作用力度应保持一致。

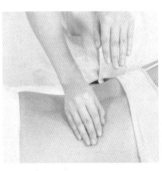

推拿的适应证和禁忌证

推拿治疗的范围很广，在外科、内科、妇科、儿科、五官科以及保健美容方面都适用，尤其是对于慢性疾病、功能性疾病疗效较好。但是它也不能够包治百病，有些疾病便不适合通过按摩来进行治疗。

◆ 推拿的适应证

（1）外科：如上肢部伤筋（肩关节周围炎、肱骨外上髁炎、腕关节扭伤、腱鞘炎等）、脊柱部伤筋（落枕、颈椎病、急性腰扭伤、慢性腰肌劳损、腰椎间盘突出症等）、下肢部伤筋（膝关节骨性关节炎、踝关节扭伤、跟痛症）等。

（2）内科：治疗范围包括心脑系病症（不寐、中风后遗症等）、脾胃肠系病症（胃痛、泄泻、便秘等）、肝胆系病症（胁痛）等。

（3）妇科：包括月经病（月经不调、痛经）、带下病、产后病（产后缺乳、乳腺炎等）、妇科杂症（乳腺增生、更年期综合征）等。

（4）儿科：包括感冒、发热、咳嗽、厌食、疳积、呕吐、腹泻、便秘等。

另外，其他方面的疾病也适合用推拿方法进行治疗，如男科疾病、五官科疾病等。

◆ 推拿的禁忌证

（1）脑部出现栓塞和处于急性发作期的脑出血患者，以及各种恶性肿瘤患者。

（2）出现了皮肤破溃或者是患有妨碍推拿施术的皮肤病者。

（3）患伤寒、乙脑、流脑、霍乱以及其他急性传染病的病人。

（4）皮肤常有瘀斑的血小板减少性紫癜或过敏性紫癜患者、皮肤容易出血者。

（5）患有诊断不明的急性颈部脊椎损伤伴有脊髓症状的患者。

（6）癌症、恶性贫血、久病体弱而又极度消瘦的患者要禁用头部推拿按摩。

（7）处于特殊生理期，如月经期和怀孕期的妇女，均不宜推拿按摩。

（8）精神病患者或精神过度紧张时不宜推拿治疗。

总之，在使用推拿疗法之前，一定要了解哪些症状和疾病是不宜用推拿来治疗的，以免保健不成，反而对身体造成伤害。

第 2 章

按一按，呼吸顺畅身轻松

呼吸系统疾病是一种常见病、多发病，主要病变在气管、支气管、肺部及胸腔，病变轻者多咳嗽、胸痛、呼吸受影响，重者呼吸困难、缺氧，甚至呼吸衰竭而致死。随着空气污染和全球老龄化，呼吸系统疾病已在我国占据相当大的比例。日常生活中呼吸系统疾病的护理和治疗就显得尤为重要。

感冒·咳嗽·肺炎·哮喘·支气管炎·发热

感冒

临床症状： 感冒，中医称"伤风"，是一种由多种病毒引起的呼吸道常见病。感冒一般分为风寒感冒和风热感冒。风寒感冒的主要症状为起病急、发热轻、恶寒重、头痛、周身酸痛、无汗、流清涕、咳嗽吐清痰等。风热感冒的主要症状为发热重、恶寒轻、流黄涕、咳吐黄痰、口渴、咽痛、大便干、小便黄、扁桃体肿大等。

基础治疗： 风池、迎香、合谷、风府、大椎。

随症加穴： 若风热感冒，加按曲池；若鼻塞，加按上迎香；若头痛，加按印堂。

---

①风池 「疏风祛邪解表」

定位： 当枕骨之下，与风府相平，胸锁乳突肌与斜方肌上端之间的凹陷处。

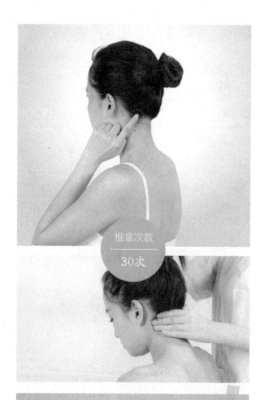

推拿次数

30次

🔥 推拿方法

将拇指和食指、中指相对成钳形拿捏风池穴。

②迎香 「宣通鼻窍」

定位： 位于鼻翼外缘中点旁，当鼻唇沟中。

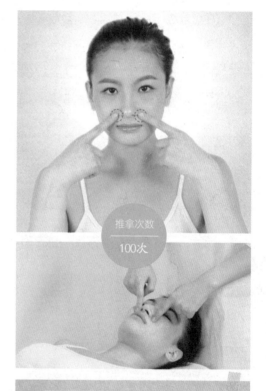

推拿次数

100次

🔥 推拿方法

用食指指腹点按迎香穴，以重刺激手法操作。

③合谷 「祛风解表清热」

定位： 位于手背，第一、第二掌骨间，当第二掌骨桡侧的中点处。

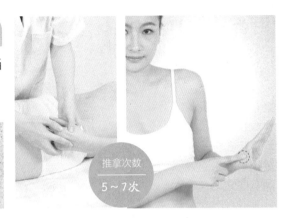

🔥 **推拿方法**

将拇指和食指两指相对置于合谷穴上，用掐法掐按合谷穴。

推拿次数
5～7次

④风府 「泻热安神、祛风解表」

定位： 位于项部，当后发际正中直上1寸，枕外隆凸直下，两侧斜方肌之间凹陷中。

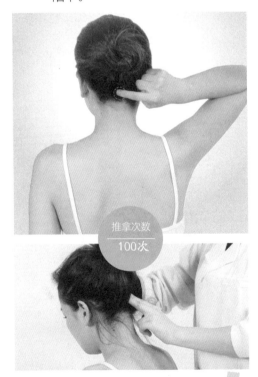

推拿次数
100次

🔥 **推拿方法**

将食指与中指并拢按在风府穴上，环形揉按。

⑤大椎 「疏风祛邪解表」

定位： 位于后正中线上，第七颈椎棘突下凹陷中。

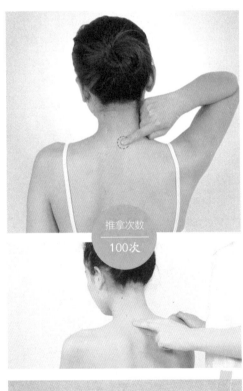

推拿次数
100次

🔥 **推拿方法**

将食指、中指指腹放于大椎穴上，用力按揉。

咳嗽

临床症状： 咳嗽是呼吸系统疾病的主要症状。咳嗽的病因有上呼吸道感染、支气管炎、肺炎、喉炎等。咳嗽的主要症状为喉间有痰声，似水笛哮鸣声，痰多色稀白或痰色黄稠、量少、易咳出、喉痒欲咳等。在治疗的同时，通过刺激穴位也可以缓解或治疗咳嗽。

基础治疗： 肺俞、云门、膻中、尺泽、太渊。

随症加穴： 若咽喉干痒，加按太溪；若汗多，加按三阴交。

---

① 肺俞 「宣肺化痰理气」

定位： 位于背部，当第三胸椎棘突下，旁开1.5寸。

推拿次数
100次

🔥 推拿方法

将食指紧并于中指，手指前端放于肺俞穴上，环形按揉。

② 云门 「宣肺化痰」

定位： 位于肩胛骨喙突上方，锁骨下窝凹陷处，距前正中线6寸。

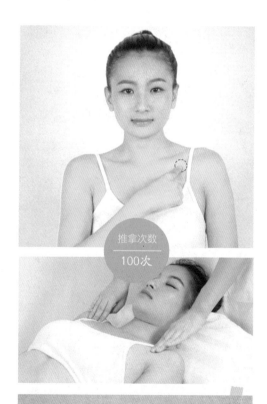

推拿次数
100次

🔥 推拿方法

食指、中指、无名指紧并，放于云门穴上揉按。

③膻中 「宽胸理气、止咳平喘」

定位： 位于胸部，当前正中线上，平第四肋间，两乳头连线的中点。

🔥 **推拿方法**

将食指、中指、无名指并拢，三指指腹放于膻中穴上按揉。

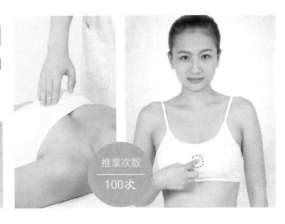

推拿次数
100次

④尺泽 「清宣肺气」

定位： 位于肘横纹中，肱二头肌腱桡侧凹陷处。

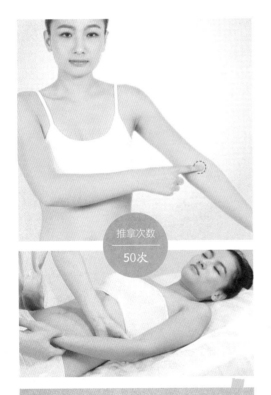

推拿次数
50次

🔥 **推拿方法**

将拇指指腹放在尺泽穴上，适当用力揉按，以有酸胀感为佳。

⑤太渊 「调理肺气、通调血脉」

定位： 位于腕掌侧横纹桡侧，桡动脉搏动处。

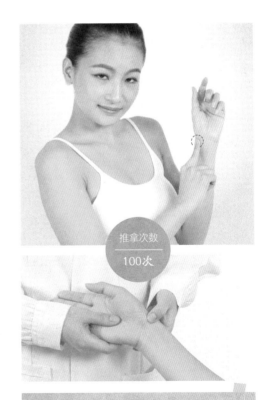

推拿次数
100次

🔥 **推拿方法**

用拇指指尖垂直轻轻掐按太渊穴，以有酸胀感为佳。

肺炎

临床症状： 肺炎是指终末气道、肺泡和肺间质等组织病变所发生的炎症。主要临床表现为寒战、高热、咳嗽、咳痰，深呼吸和咳嗽时，有少量或大量的痰。部分患者可伴胸痛或呼吸困难；病情严重者可并发肺水肿、败血症、感染性休克、支气管扩张等疾病。本病起病急，自然病程是7～10天。

基础治疗： 天突、中府、膻中、肺俞、经渠。

随症加穴： 若咳嗽声重，加按风池；若胸闷气短，加按曲池；若痰多黏稠，加按丰隆。

---

①天突 「宣通肺气、化痰止咳」

定位： 位于颈部，当前正中线上，胸骨上窝中央。

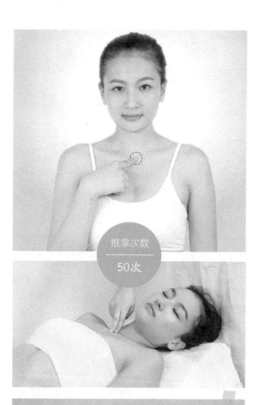

推拿次数
50次

🔥 **推拿方法**

将食指、中指并拢，用指腹环形按揉天突穴，力度轻柔。

②中府 「调理肺脏气机」

定位： 位于胸前壁的外上方，平第一肋间隙，距前正中线6寸。

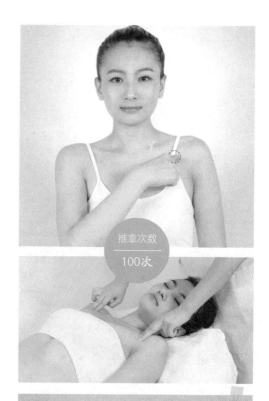

推拿次数
100次

🔥 **推拿方法**

用食指和中指指腹点按中府穴100次，然后向外揉按。

③膻中 「清肺止喘、宽胸理气」

定位： 位于胸部，当前正中线上，平第四肋间，两乳头连线的中点。

🔥 **推拿方法**

用大鱼际或掌根贴于膻中穴上，逆时针揉按。

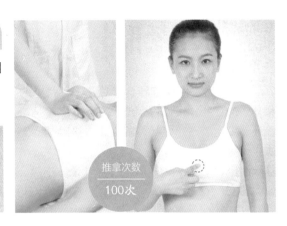

推拿次数
100次

④肺俞 「宣肺化痰」

定位： 位于背部，当第三胸椎棘突下，旁开1.5寸。

推拿次数
50次

🔥 **推拿方法**

用拇指指腹着力于肺俞穴按压，以局部有酸痛感为宜。

⑤经渠 「宣肺利咽、降逆平喘」

定位： 位于前臂掌面桡侧，桡骨茎突与桡动脉之间凹陷处，腕横纹上1寸。

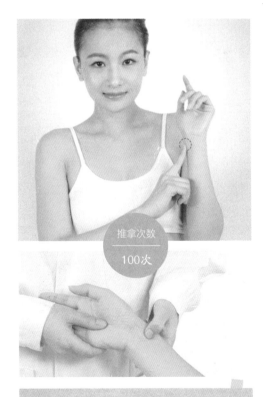

推拿次数
100次

🔥 **推拿方法**

用拇指指腹按压经渠穴，以有轻微的酸胀感为宜。

哮喘

临床症状：哮喘是一种常见的气道慢性炎症性疾病，主要特征是具有多变和复发的症状、可逆性气流阻塞和支气管痉挛。常常表现为喘息、气促、咳嗽、胸闷等症状突然发生。这些症状经常在患者接触烟雾、香水、油漆、灰尘、宠物、花粉等刺激性气体或变应原之后发作。

基础治疗：天突、列缺、曲池、孔最、丰隆。

随症加穴：恶寒发热，加按风府；喘急胸闷，加按大椎；咳喘气短，加按脾俞。

---

①天突 「降逆顺气、祛痰利肺」

定位：位于颈部，当前正中线上，胸骨上窝中央。

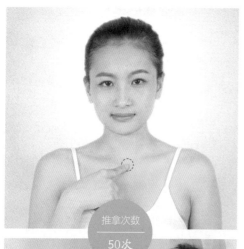

推拿次数
50次

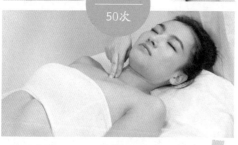

🔥 **推拿方法**

食指与中指并拢，用两指指尖放于天突穴，环形按揉。

②列缺 「宣肺散邪、止咳平喘」

定位：位于桡骨茎突上方，腕横纹上1.5寸，当肱桡肌与拇长展肌腱之间。

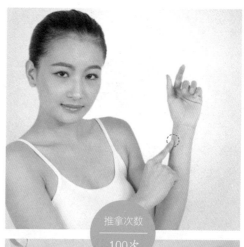

推拿次数
100次

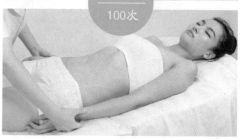

🔥 **推拿方法**

将拇指放于列缺穴上揉按，以局部有酸痛感为宜。

③曲池　「清热和营、降逆活络」

定位： 位于肘横纹外侧端，屈肘，当尺泽与肱骨外上髁连线中点。

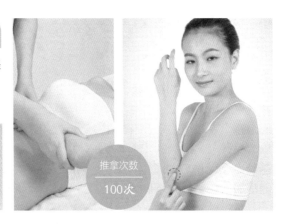

🔥 **推拿方法**

将拇指放于曲池穴上揉按，以局部有酸痛感为宜。

推拿次数
100次

④孔最　「宣肺解表、肃降肺气」

定位： 位于前臂掌面桡侧，当尺泽与太渊连线上，腕横纹上7寸。

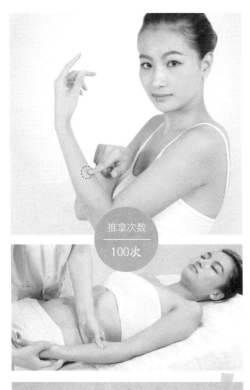

推拿次数
100次

🔥 **推拿方法**

将拇指指腹放于孔最穴上揉按，力度适中。

⑤丰隆　「健脾化痰祛湿」

定位： 位于小腿前外侧，当外踝尖上8寸，距胫骨前缘二横指（中指）。

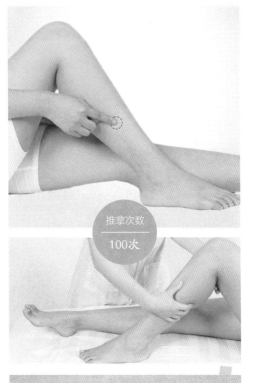

推拿次数
100次

🔥 **推拿方法**

将拇指指腹放于丰隆穴上揉按，力度适中。

支气管炎

临床症状： 支气管炎是指气管、支气管黏膜及其周围组织的慢性非特异性炎症，临床上以长期咳嗽、咳痰、喘息以及反复呼吸道感染为特征。部分患者起病之前先有急性上呼吸道感染。当合并呼吸道感染时，因细支气管黏膜充血水肿、痰液阻塞及支气管管腔狭窄，故产生气喘。

基础治疗： 中府、膻中、尺泽、列缺、肺俞。

随症加穴： 若咳嗽声重，加按风池；若胸满气胀，加按太冲；若痰多黏稠，加按丰隆。

---

①中府 「宣肺化痰、止咳平喘」

定位： 位于胸前壁的外上方，平第一肋间隙，距前正中线6寸。

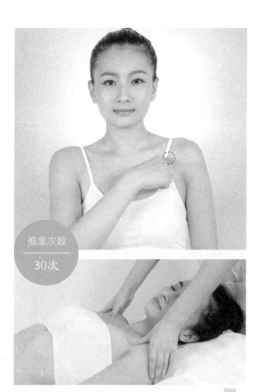

推拿次数 30次

🔥 推拿方法

用拇指适当用力按揉中府穴，以有酸胀感为佳。

②膻中 「活血通络、清肺止喘」

定位： 位于胸部，当前正中线上，平第四肋间，两乳头连线的中点。

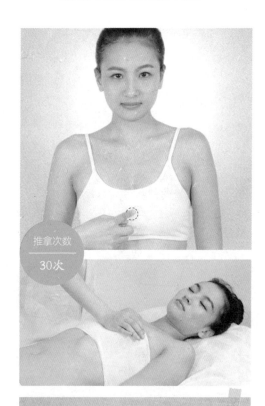

推拿次数 30次

🔥 推拿方法

将右手掌根放在膻中穴上，适当用力按揉。

③尺泽 「清热和胃、通络止痛」

定位： 位于肘横纹中，肱二头肌腱桡侧凹陷处。

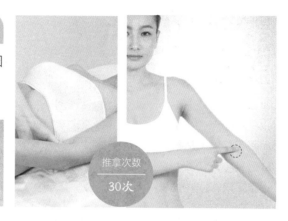

推拿次数
30次

🔥 推拿方法

将拇指放在尺泽穴上，适当用力揉按，以有酸胀感为佳。

④列缺 「宣肺理气、利咽宽胸」

定位： 位于前臂桡侧缘，桡骨茎突上方，腕横纹上1.5寸，当肱桡肌与拇长展肌腱之间。

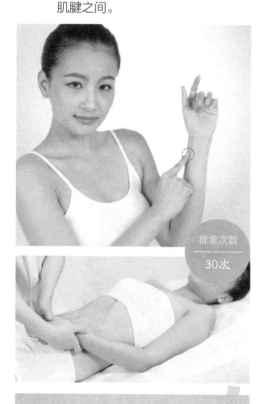

推拿次数
30次

🔥 推拿方法

用拇指的指腹按压列缺穴，以潮红发热为佳。

⑤肺俞 「调补肺气、补虚清热」

定位： 位于背部，当第三胸椎棘突下，旁开1.5寸。

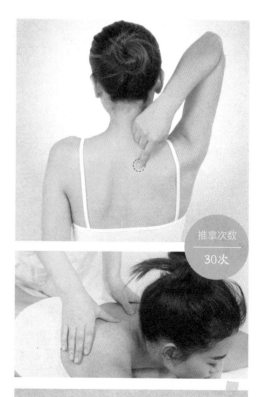

推拿次数
30次

🔥 推拿方法

将拇指指腹放在肺俞穴上，适当点揉，以有酸胀感为佳。

发热

临床症状：发热是指体温高出正常标准。中医认为，发热分外感发热和内伤发热。外感发热见于感冒、伤寒、瘟疫等病症。内伤发热有阴虚发热、阳虚发热、血虚发热、气虚发热等。西医认为常见的发热激活物有来自体外的外致热原，如细菌、病毒、真菌、疟原虫等。因此感冒、炎症、癌症等均可引起发热。

基础治疗： 上星、风池。

随症加穴： 若内伤发热，加按肺俞；若外感发热，加按大椎；若头晕头痛，加按百会。

---

① 上星 「熄风清热、宁神通鼻」

定位： 位于头部，当前发际正中直上1寸。

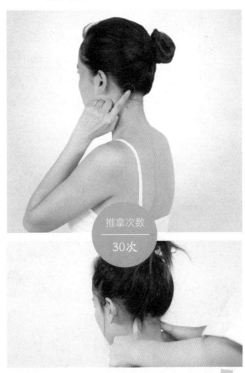

推拿次数
30次

🔥 **推拿方法**

用拇指揉按上星穴。

② 风池 「疏风祛邪、清热解表」

定位： 位于项部，当枕骨之下，与风府相平，胸锁乳突肌与斜方肌上端之间的凹陷处。

推拿次数
30次

🔥 **推拿方法**

用双手拇指指腹揉按风池穴。

第**3**章

心脑血管好，健康无忧

心脑血管疾病就是心血管和脑血管的疾病统称，泛指由于高脂血症、血液黏稠、动脉粥样硬化、高血压等所导致的心脏、大脑及全身组织发生缺血性或出血性疾病。50岁以上中老年人发病几率较高。

头痛·高血压·冠心病·低血压
贫血·脑卒中后遗症·心律失常

头痛

临床症状： 头痛是临床常见的病症。痛感有轻有重，疼痛时间有长有短，形式也多种多样。常见的症状有胀痛、闷痛、撕裂样痛、针刺样痛，部分伴有血管搏动感及头部紧箍感，以及发热、恶心、呕吐、头晕、纳呆、肢体困重等症状。头痛的发病原因繁多，如神经痛、颅内病变、脑血管疾病、五官疾病等均可导致头痛。

基础治疗： 头维、印堂、百会、太阳、列缺。

随症加穴： 若前额痛，加按合谷；若偏头痛，加按外关；若后枕痛，加按风池。

---

①头维 「疏经活络、通行气血」

定位： 位于头侧部，当额角发际上0.5寸，头正中线旁开4.5寸。

推拿次数
50次

🔥 **推拿方法**

将拇指指尖放于头维穴上，力度由轻渐重地揉按。

②印堂 「疏通经络、宁心安神」

定位： 位于额部，当两眉头之中间。

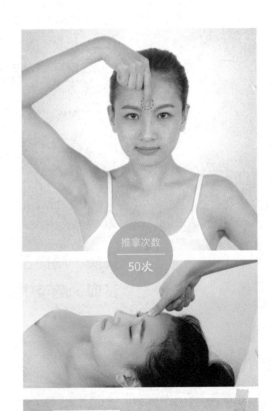

推拿次数
50次

🔥 **推拿方法**

将拇指放于印堂穴上揉按。

③百会 「疏经活络 行气止痛」

定位： 位于头部，当前发际正中直上5寸，或两耳尖连线的中点处。

🔥 **推拿方法**

用食指、中指指腹由轻渐重地按揉百会穴。

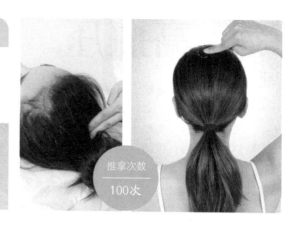

推拿次数
100次

④太阳 「改善大脑气血运行」

定位： 位于颞部，当眉梢与目外眦之间，向后约一横指的凹陷处。

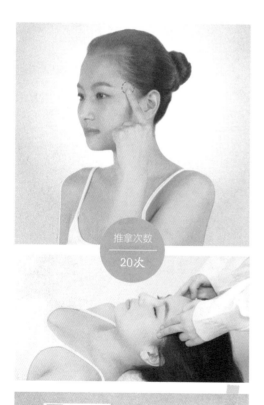

推拿次数
20次

🔥 **推拿方法**

用食指、中指指腹放于太阳穴上，顺时针或逆时针揉太阳穴。

⑤列缺 「可治疗头痛、落枕」

定位： 位于桡骨茎突上方，腕横纹上1.5寸，当肱桡肌与拇长展肌腱之间。

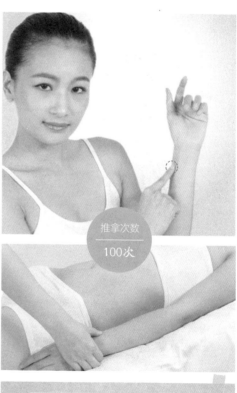

推拿次数
100次

🔥 **推拿方法**

将拇指放于列缺穴上揉按，力度适中。

高血压

临床症状： 高血压病是以动脉血压升高为主要临床表现的慢性全身性血管性疾病，血压高于19/12千帕即可诊断为高血压。本病早期无明显症状，部分患者会出现头晕、头痛、心悸、失眠、耳鸣、乏力、颜面潮红或肢体麻木等不适表现。中医认为本病多因精神过度紧张、饮酒过度、嗜食肥甘厚味等所致。

基础治疗： 百会、曲池、神门、肾俞、足三里。

随症加穴： 若烦躁不安，加按风池；若头晕头重，加按印堂。

---

①百会 「开窍醒脑、回阳固脱」

定位： 位于头部，当前发际正中直上5寸，或两耳尖连线的中点处。

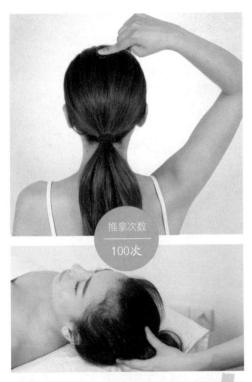

推拿次数
100次

🔥 **推拿方法**

用拇指指腹由轻渐重地按揉百会穴。

②曲池 「扑灭火气、平缓降压」

定位： 位于肘横纹外侧端，屈肘，当尺泽与肱骨外上髁连线中点。

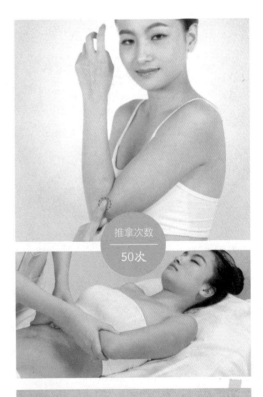

推拿次数
50次

🔥 **推拿方法**

将拇指指尖放于曲池穴上，由轻渐重地揉按。

③神门 「宁心安神 清心调气」

定位： 位于腕部，腕掌侧横纹尺侧端，尺侧腕屈肌腱的桡侧凹陷处。

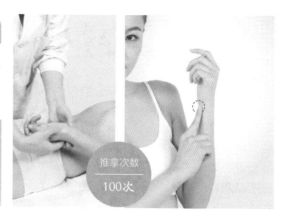

🔥 **推拿方法**

将拇指指腹放于神门穴上按揉，其余四指附于腕关节处。

推拿次数
100次

④肾俞 「培补肾元」

定位： 位于腰部，当第二腰椎棘突下，旁开1.5寸。

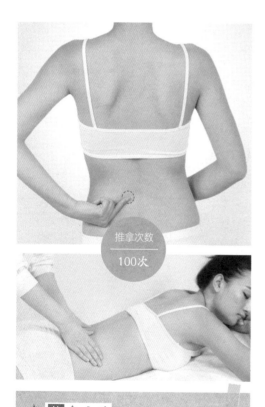

推拿次数
100次

🔥 **推拿方法**

用拇指指腹按揉肾俞穴。

⑤足三里 「健脾化痰降压」

定位： 位于小腿前外侧，当犊鼻下3寸，距胫骨前缘一横指（中指）。

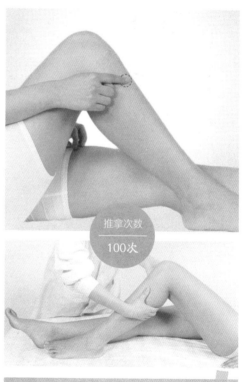

推拿次数
100次

🔥 **推拿方法**

用拇指指腹按揉足三里穴。

冠心病

临床症状： 冠心病是由冠状动脉发生粥样硬化导致心肌缺血的疾病，是中老年人心血管疾病中最常见的一种。在临床上冠心病主要分为心绞痛、心律不齐、心肌梗死及心力衰竭等，主要症状有胸骨后疼痛，呈压榨样、烧灼样疼痛。中医认为本病主要是因气滞血瘀所致，与心、肝、脾、肾诸脏功能失调有关。

基础治疗： 大椎、心俞、膻中、巨阙、内关。

随症加穴： 若手足不温，加按关元；若心悸而痛，加按肾俞。

---

①大椎 「调和阴阳 补虚治劳」

定位： 位于后正中线上，第七颈椎棘突下凹陷中。

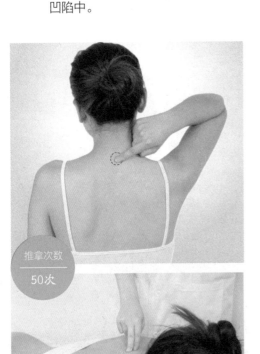

推拿次数 50次

🔥 **推拿方法**

将食指、中指并拢，用两指指腹放于大椎穴上，用力按揉。

②心俞 「益气养血 养心安神」

定位： 位于背部，当第五胸椎棘突下，旁开1.5寸。

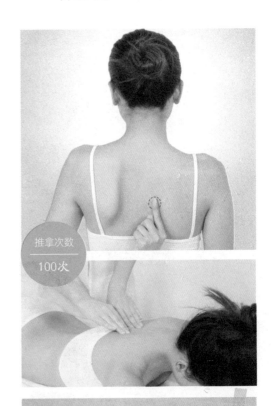

推拿次数 100次

🔥 **推拿方法**

将食指、中指、无名指并拢放于心俞穴上点揉。

③膻中 「行气通阳、化瘀镇痛」

定位： 位于胸部，当前正中线上，平第四肋间，两乳头连线的中点。

🔥 **推拿方法**

将食指、中指、无名指并拢，三指指腹放于膻中穴上按揉。

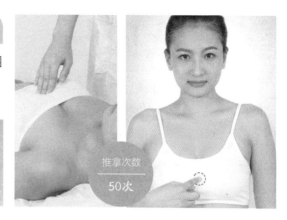

推拿次数

50次

④巨阙 「活血化瘀、镇静安神」

定位： 位于上腹部，前正中线上，当脐中上6寸。

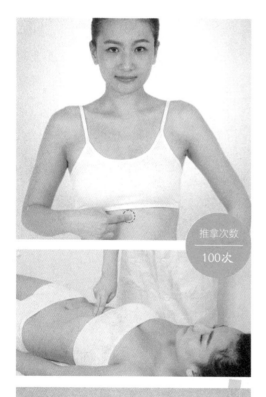

推拿次数

100次

🔥 **推拿方法**

将食指、中指并拢，两指指腹放于巨阙穴上点揉。

⑤内关 「宽胸理气、活血通络」

定位： 位于前臂掌侧，腕横纹上2寸，掌长肌腱与桡侧腕屈肌腱之间。

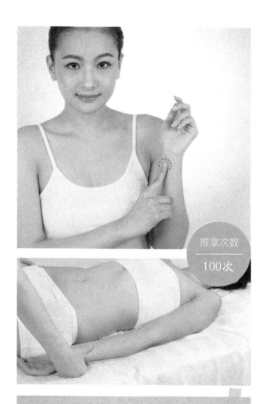

推拿次数

100次

🔥 **推拿方法**

将拇指指腹放于内关穴上揉按，以局部有酸痛感为宜。

低血压

临床症状： 低血压指血压降低引起的一系列症状。部分人群无明显症状，病情轻微者可有头晕、头痛、食欲不振、疲劳、脸色苍白等，严重者会出现直立性眩晕、四肢冰凉、心律失常等症状。西医诊断低血压的标准为血压值小于12/8千帕。

基础治疗： 气海、百会、足三里、太溪、心俞。

随症加穴： 若自汗，加按中脘；若失眠健忘，加按四神聪；若四肢不温，加按关元。

---

①气海 「补气升压」

定位： 位于下腹部，前正中线上，当脐中下1.5寸。

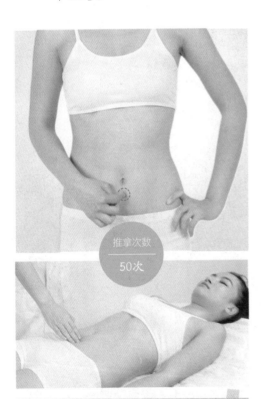

推拿次数
50次

🔥 **推拿方法**

用食指、中指指腹按揉气海穴，以局部潮红、发热为度。

②百会 「调诸阳经 提升阳气」

定位： 位于头部，当前发际正中直上5寸，或两耳尖连线的中点处。

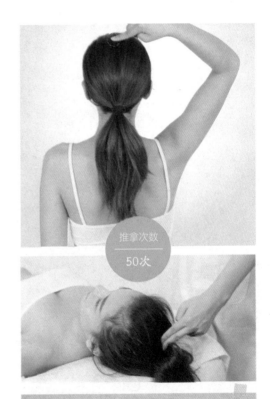

推拿次数
50次

🔥 **推拿方法**

用食指、中指指端按在百会穴上，以顺时针方向揉按。

③足三里 「补脾养血升压」

定位： 位于小腿前外侧，当犊鼻下3寸，距胫骨前缘一横指（中指）。

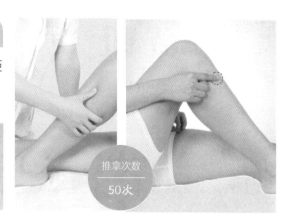

推拿方法

用拇指指腹按揉足三里穴50次，以局部潮红、发热为度。

推拿次数
50次

④太溪 「滋阴益肾、益气升压」

定位： 位于足内侧，内踝后方，当内踝尖与跟腱之间的凹陷处。

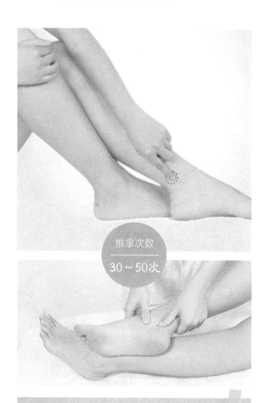

推拿次数
30～50次

推拿方法

用拇指按在太溪穴上，以顺时针的方向揉按。

⑤心俞 「补心养血升压」

定位： 位于背部，当第五胸椎棘突下，旁开1.5寸。

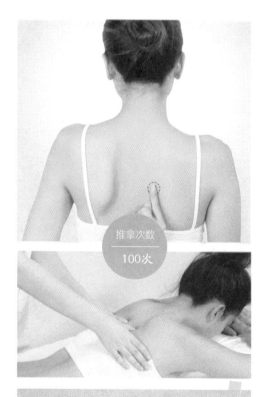

推拿次数
100次

推拿方法

用拇指指腹点按心俞穴，以有酸胀感为度。

贫血

临床症状： 贫血是指人体外周血红蛋白（Hb）减少，低于正常范围下限的一种临床症状。头昏、耳鸣、失眠、记忆力减退、注意力不集中等，为贫血导致神经组织损害的常见症状。成年男性血红蛋白小于120克/升，成年女性血红蛋白小于110克/升，孕妇血红蛋白小于100克/升，均可诊断为贫血。

基础治疗： 膻中、中脘、神阙、血海、足三里。

随症加穴： 若头晕，加按百会；若心悸，加按内关；若食欲不振，加按脾俞。

---

①膻中 ［益气养血］

定位： 位于胸部，当前正中线上，平第四肋间，两乳头连线的中点。

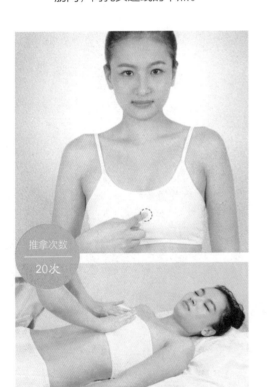

推拿次数
20次

🔥 推拿方法

两手十指相交叉，横置按于膻中穴上，两掌根推至腹尽处。

②中脘 ［调理脾胃、生化气血］

定位： 位于上腹部，前正中线上，当脐中上4寸。

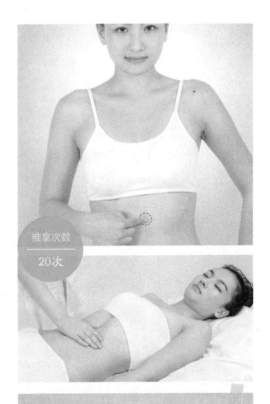

推拿次数
20次

🔥 推拿方法

右手掌置于中脘穴上，往返摩擦。

③神阙 「健运脾胃、生化气血」

定位： 位于腹中部，脐中央。

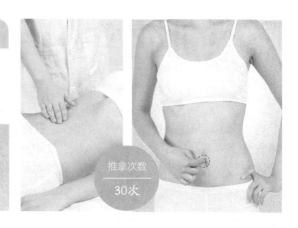

🔥 推拿方法

四指置于神阙穴上，先逆时针摩腹，再顺时针摩动。

推拿次数
30次

④血海 「健脾和胃、生化气血」

定位： 屈膝，位于髌底内侧端上2寸，当股四头肌内侧头的隆起处。

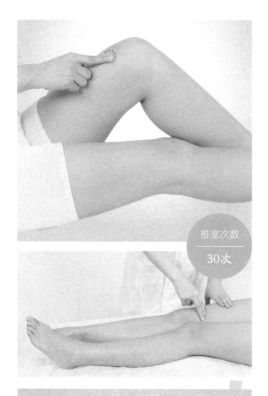

推拿次数
30次

🔥 推拿方法

中指、食指并拢，按于血海穴上，以顺时针方向旋转按揉。

⑤足三里 「调理脾胃、益气养血」

定位： 位于小腿前外侧，当犊鼻下3寸，距胫骨前缘一横指（中指）。

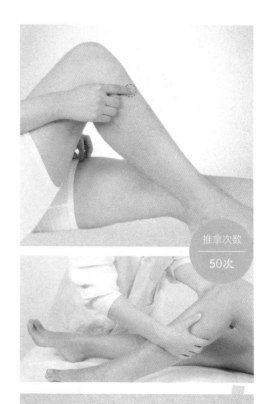

推拿次数
50次

🔥 推拿方法

拇指放于足三里穴上压揉，其余四指附于患者小腿后外侧。

脑卒中后遗症

临床症状： 脑卒中是以突然口眼喎斜、言语含糊不利、肢体出现运动障碍、半身不遂、不省人事为特征的一类疾病。临床实践证明：中医经络穴位疗法对脑卒中后遗症患者有很好的疗效，可有效改善口眼喎斜、偏瘫等症状。

基础治疗： 百会、印堂、风府、风池、委中。

随症加穴： 若肢体麻木，加按合谷；若口黏痰多，加按丰隆。

---

①百会 「开窍醒脑、回阳固脱」

定位： 位于头部，当前发际正中直上5寸，或两耳尖连线的中点处。

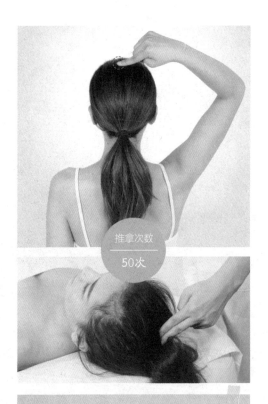

推拿次数

50次

🔥 **推拿方法**

中指、食指并拢，按于百会穴上，以顺时针方向旋转按揉。

②印堂 「清头明目、宁心安神」

定位： 位于额部，当两眉头之中间。

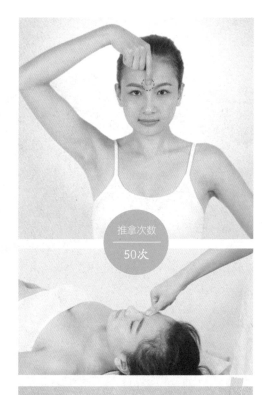

推拿次数

50次

🔥 **推拿方法**

伸出拇指，其余四指半握拳，将拇指放于印堂穴上揉按。

③ 风府 「疏风通络」

定位: 位于项部，当后发际正中直上1寸，枕外隆凸直下，两侧斜方肌之间凹陷中。

🔥 推拿方法

将食指与中指并拢按在风府穴上，环形揉按。

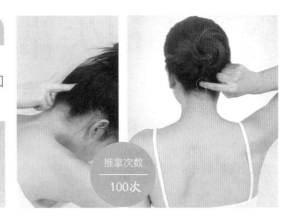

推拿次数
100次

④ 风池 「疏风清热」

定位: 位于项部，当枕骨之下，与风府相平，胸锁乳突肌与斜方肌上端之间的凹陷处。

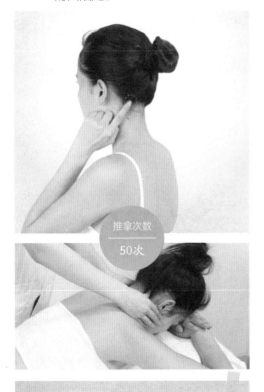

推拿次数
50次

🔥 推拿方法

将双手拇指指尖放于两侧的风池穴上，力度适中地揉掐。

⑤ 委中 「舒筋通络、散瘀活血」

定位: 位于腘横纹中点，当股二头肌腱与半腱肌肌腱的中间。

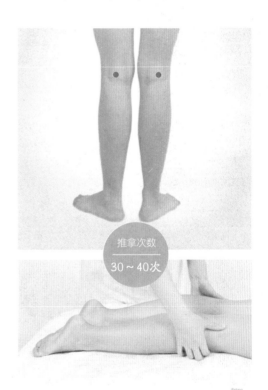

推拿次数
30～40次

🔥 推拿方法

用拇指按于委中穴上，由轻渐重地按揉。

心律失常

临床症状：心律失常属于中医"心悸"的范畴。发作时，患者自觉心跳快而强，并伴有胸痛、胸闷、喘息、头晕或失眠等症状。引起心律失常的生理性因素有运动过量、情绪激动、吸烟、饮酒、冷热刺激等，去除诱因后可自行缓解。

基础治疗： 后溪、内关。

随症加穴： 若活动后加重，加按关元；若倦怠自汗，加按气海；若胸痛，加按膻中。

---

①后溪 「通经活络、清心安神」

定位： 位于手掌尺侧，微握拳，当小指本节后的远侧掌横纹头赤白肉际处。

②内关 「镇静安神、通络定悸」

定位： 位于前臂掌侧，腕横纹上2寸，掌长肌腱与桡侧腕屈肌腱之间。

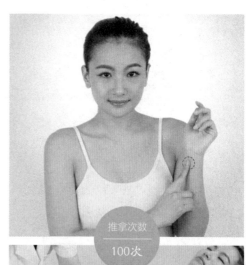

推拿次数
100次

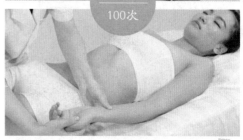

🔥 **推拿方法**

将拇指指腹放于后溪穴上揉按，以局部有酸痛感为宜。

🔥 **推拿方法**

将拇指放于内关穴上揉按，以局部有酸痛感为宜。

第 4 章

推拿调节精神与神经系统疾病

人体的结构与功能均极为复杂，体内各器官、系统的功能和各种生理过程都不是各自孤立地进行，而是在神经系统的直接或间接调节控制下，互相联系、相互影响、密切配合，使人体成为一个完整统一的有机体，实现和维持正常的生命活动。经常按摩刺激穴位可以有效养护神经功能，保障机体的正常运行。

神经衰弱 · 失眠 · 眩晕 · 抑郁症 · 面神经麻痹
面肌痉挛 · 癫痫 · 疲劳综合征 · 阿尔茨海默病

神经衰弱

临床症状： 神经衰弱是指大脑由于长期情绪紧张及承受精神压力，从而使精神活动能力减弱的功能障碍性病症，其主要特征是易兴奋，脑力易疲劳，记忆力减退等，伴有各种躯体不适症状，本病如处理不当可迁延达数年。但若患者积极、及时进行治疗，并能正确对待疾病，本病可得到缓解或治愈，预后一般良好。

基础治疗： 肺俞、白环俞、神阙、足三里、涌泉。

随症加穴： 若五心烦热，加按太溪；若头痛，加按太阳；若失眠，加按四神聪。

---

①肺俞 「调补肺气、补虚清热」

定位： 位于背部，当第三胸椎棘突下，旁开1.5寸。

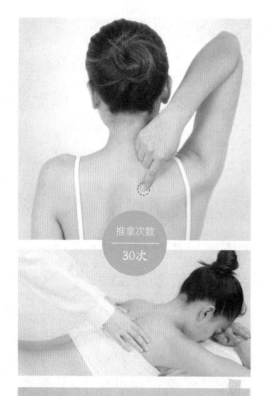

推拿次数
30次

🔥 推拿方法

双手拇指自上而下推拿肺俞穴。

②白环俞 「温补下元 调理气血」

定位： 位于骶部，当骶正中嵴旁1.5寸，平第四骶后孔。

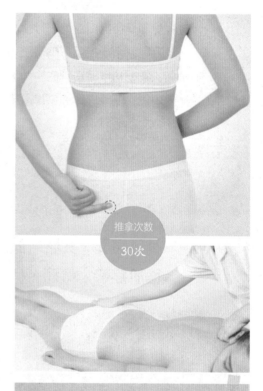

推拿次数
30次

🔥 推拿方法

用手掌自上而下推拿白环俞穴。

③神阙 「健运脾胃、温补阳气」

定位： 位于腹中部，脐中央。

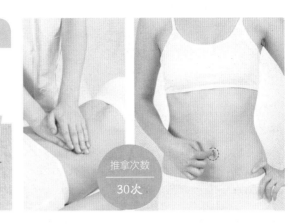

推拿次数
30次

🔥 推拿方法

双掌相叠，以神阙穴为中心，顺时针方向揉腹。

④足三里 「调理脾胃、补中益气」

定位： 位于小腿前外侧，当犊鼻下3寸，距胫骨前缘一横指（中指）。

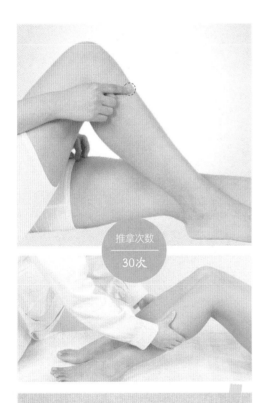

推拿次数
30次

🔥 推拿方法

双手按于两腿足三里穴上，由外向内揉动。

⑤涌泉 「滋阴益肾、宁心安神」

定位： 位于足底部，蜷足时足前部凹陷处，约当足底二、三趾趾缝纹头端与足跟连线的前1/3与后2/3交点上。

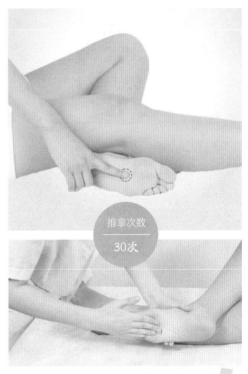

推拿次数
30次

🔥 推拿方法

用手掌来回搓擦涌泉穴，以有热感为度。

失眠

临床症状： 失眠是指无法入睡或无法保持睡眠状态，即睡眠失常。失眠虽不属于危重疾病，但影响人们的日常生活。睡眠不足会导致状态不佳，生理节奏被打乱，继之引起人的疲劳感及全身不适，使人无精打采、反应迟缓、头痛、记忆力减退。失眠所造成的直接影响是精神方面的，严重者会导致精神分裂。

基础治疗： 印堂、太阳、百会、心俞、少海。

随症加穴： 若多梦易醒，加按三阴交；若心悸胆怯，加按胆俞。

①印堂 「清头明目、宁心安神」

定位： 位于额部，当两眉头之中间。

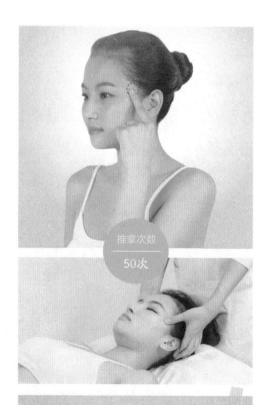

推拿次数
30次

🔥 推拿方法

将食指、中指并拢点按印堂穴，以有酸胀感为度。

②太阳 「解除疲劳、安神助眠」

定位： 位于颞部，当眉梢与目外眦之间，向后约一横指的凹陷处。

推拿次数
50次

🔥 推拿方法

用拇指指尖放于太阳穴上，力度由轻渐重地揉按。

③百会 「清头目、宁神志」

定位: 位于头部,当前发际正中直上5寸,或两耳尖连线的中点处。

🔥 推拿方法

将拇指放于百会穴上,其余四指半握拳,适当用力压揉。

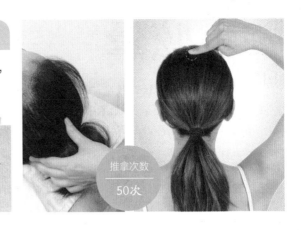

推拿次数
50次

④心俞 「养心安神」

定位: 位于背部,当第五胸椎棘突下,旁开1.5寸。

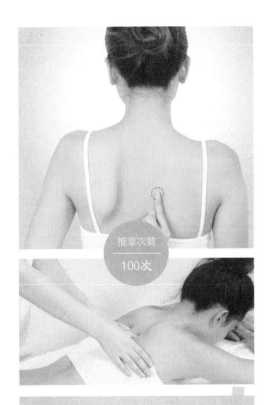

推拿次数
100次

🔥 推拿方法

用拇指指腹点按心俞穴,以有酸胀感为度。

⑤少海 「滋阴降火」

定位: 位于肘横纹内侧端与肱骨内上髁连线的中点处。

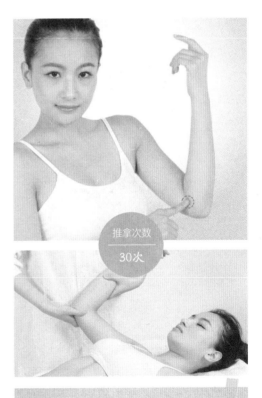

推拿次数
30次

🔥 推拿方法

将拇指指尖放在少海穴上,适当用力掐按1分钟。

眩晕

临床症状： 眩晕与头晕有所相似，但本质不同。眩晕分为周围性眩晕和中枢性眩晕。中枢性眩晕是由脑组织、脑神经疾病引起。周围性眩晕发作时多伴有耳聋、耳鸣、恶心、呕吐、出冷汗等自主神经系统症状。如不及时治疗容易引起痴呆、脑出血、偏瘫，甚至猝死等情况。

基础治疗： 百会、印堂、翳风、头窍阴、涌泉。

随症加穴： 若头目胀痛，加按行间；若头痛如裹，加按内关。

---

①百会 「清头目、止眩晕」

定位： 位于头部，当前发际正中直上5寸，或两耳尖连线的中点处。

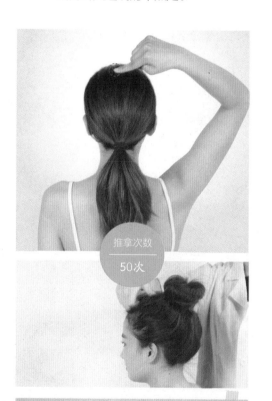

推拿次数
50次

🔥 **推拿方法**

将拇指放于百会穴上，以顺时针和逆时针方向各揉按。

②印堂 「清头明目、宁心安神」

定位： 位于额部，当两眉头之中间。

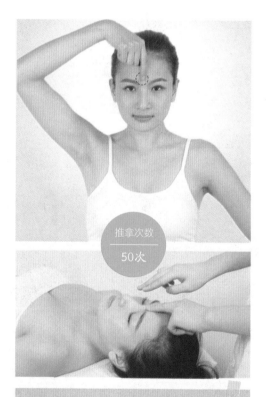

推拿次数
50次

🔥 **推拿方法**

食指与中指紧并，从鼻梁向额头方向推揉印堂穴。

③翳风 『疏调头部气血』

定位： 位于耳垂后方，当乳突与下颌角之间的凹陷处。

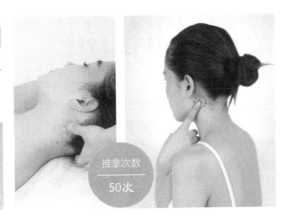

推拿次数
50次

🔥 推拿方法

将拇指放于头部的翳风穴上，以顺时针方向揉按。

④头窍阴 『疏调头部气机』

定位： 位于头部，当耳后乳突的后上方，天冲与完骨的中1/3与下2/3交点处。

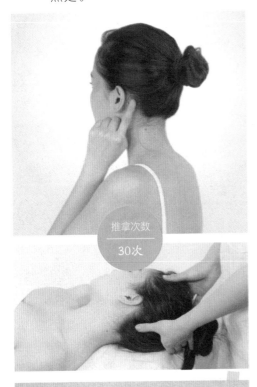

推拿次数
30次

🔥 推拿方法

将拇指放于头部的头窍阴穴上，以顺时针方向揉按。

⑤涌泉 『平肝潜阳 滋阴益肾』

定位： 位于足底部，蜷足时足前部凹陷处，约当足底二、三趾趾缝纹头端与足跟连线的前1/3与后2/3交点上。

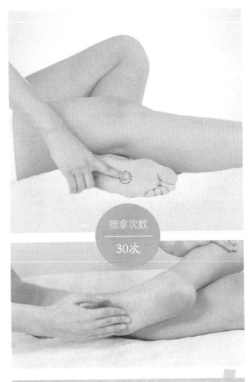

推拿次数
30次

🔥 推拿方法

四指并拢按在涌泉穴，反复搓擦，以足心发热为佳。

抑郁症

临床症状： 抑郁症的发病与心理、遗传、生活等诸多因素都有关。以患者情绪消沉低落、思维迟缓、认知功能出现障碍以及行动迟缓为典型症状，日久则出现自卑抑郁、悲观厌世症状，严重者会出现幻觉、妄想甚至有自杀的意念。

基础治疗： 四神聪、百会、印堂、太冲、心俞。

随症加穴： 若多梦易醒，加按三阴交；若心悸胆怯，加按胆俞。

---

①四神聪 「提神醒脑」

定位： 位于头顶部，百会穴前后左右各开1寸，共4穴。

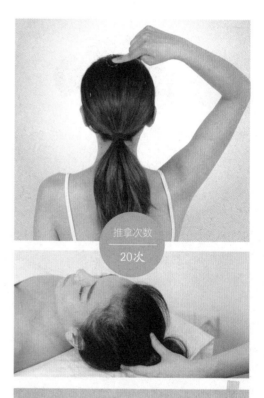

推拿次数
200次

🔥 **推拿方法**

用食指指腹点按四神聪穴，以有酸胀感为度。

②百会 「开窍醒神」

定位： 位于头部，当前发际正中直上5寸，或两耳尖连线的中点处。

推拿次数
20次

🔥 **推拿方法**

用拇指指腹按揉百会穴，感到酸胀时，由轻到重，顺时针揉动。

③印堂 「清头明目、宁心安神」

定位： 位于额部，当两眉头之中间。

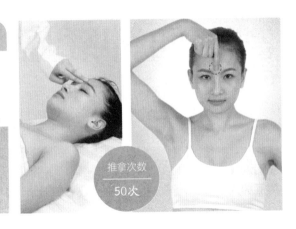

推拿次数
50次

🔥 **推拿方法**

将食指、中指紧并放于印堂穴上按揉，力度由轻渐重。

④太冲 「疏肝理气解郁」

定位： 位于足背侧，当第一跖骨间隙的后方凹陷处。

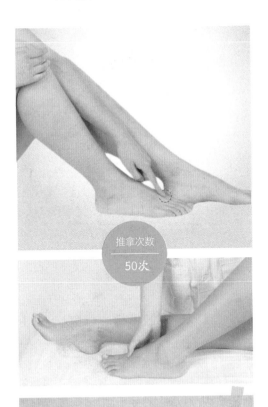

推拿次数
50次

🔥 **推拿方法**

用拇指指腹来回推按太冲穴，以潮红发热为度。

⑤心俞 「理气调血 宁心安神」

定位： 位于背部，当第五胸椎棘突下，旁开1.5寸。

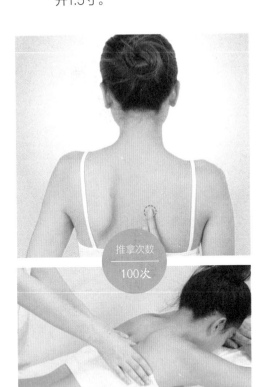

推拿次数
100次

🔥 **推拿方法**

四指合拢做支撑点，以拇指指腹点按心俞穴。

面神经麻痹

临床症状： 面神经麻痹也叫面瘫。临床主要表现为患侧面部肌瘫痪，眼裂大，眼睑不能闭合，流泪，鼻唇沟变平坦，口角下垂，流涎，不能皱额蹙眉，额纹消失，鼓腮漏气，示齿困难；部分病人耳或乳突部有疼痛感。中医认为本病多因风寒之邪侵袭面部经络，致使经络阻滞、营卫失调、气血不和、经脉失养所致。

基础治疗： 风池、阳白、四白、迎香、下关。

随症加穴： 若眼睑不能闭合，加按阳陵泉；若嘴角不能闭合，加按地仓。

---

① 风池 「疏风散寒」

定位： 位于项部，当枕骨之下，与风府相平，胸锁乳突肌与斜方肌上端之间的凹陷处。

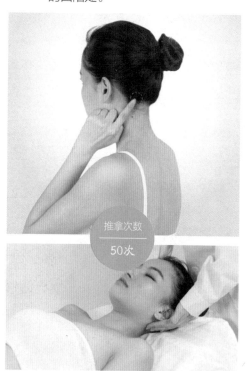

推拿次数
50次

🔥 推拿方法

用中指指腹按揉风池穴，以有酸麻胀痛感为佳。

② 阳白 「疏调经筋、活血通络」

定位： 位于前额部，当瞳孔直上，眉上1寸处。

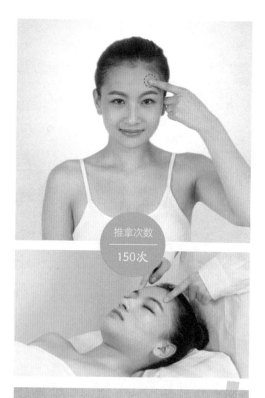

推拿次数
150次

🔥 推拿方法

伸出双手食指放于前额部两侧阳白穴上揉按。

③四白 「疏调经筋、活血通络」

定位： 位于面部，瞳孔直下，当眶下孔凹
陷处。

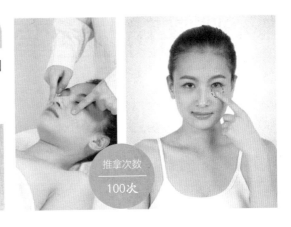

🔥 推拿方法

伸出双手食指放于患者面部两侧的
四白穴上揉按。

推拿次数
100次

④迎香 「治疗鼻唇沟变平坦」

定位： 位于鼻翼外缘中点旁，当鼻唇
沟中。

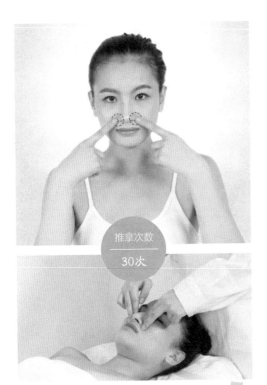

推拿次数
30次

🔥 推拿方法

食指紧并于中指，拇指指腹紧抵在
中指近端指关节处点按。

⑤下关 「疏通面部经络」

定位： 位于面部耳前方，当颧弓与下颌切
迹所形成的凹陷中。

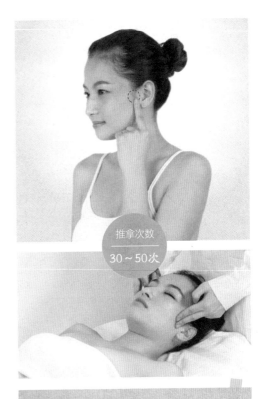

推拿次数
30～50次

🔥 推拿方法

双手食指与中指紧并，两指指腹放于头
部侧面的下关穴上揉按。

面肌痉挛

临床症状： 面肌痉挛又称面肌抽搐，表现为一侧面部肌肉不自主地抽搐。抽搐呈阵发性且不规律，程度不等，可因疲倦、长期精神紧张、精神压力大及自主运动等因素而加重。通常局限于眼睑部或颊部、口角，严重者可涉及整个侧面部。本病多在中年后发生，常见于女性。

基础治疗： 风池、阳白、四白、下关、地仓。

随症加穴： 若肌肉拘谨，加按承扶；若疼痛剧烈，加按后溪。

---

①风池 「祛风散寒」

定位： 位于项部，当枕骨之下，与风府相平，胸锁乳突肌与斜方肌上端之间的凹陷处。

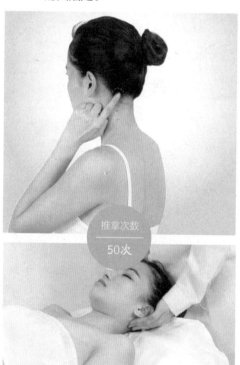

推拿次数
50次

🔥 推拿方法

用食指、中指并拢按揉风池穴，以有酸麻胀痛感为佳。

②阳白 「疏调经筋、活血通络」

定位： 位于前额部，当瞳孔直上，眉上1寸处。

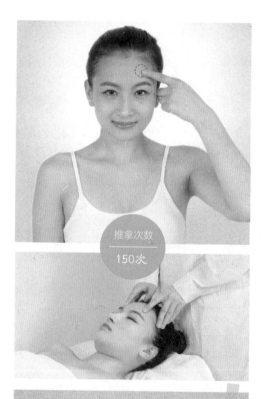

推拿次数
150次

🔥 推拿方法

将食指放于前额部阳白穴上揉按，其余四指附于两鬓。

③四白 「通经活络」

定位： 位于面部，瞳孔直下，当眶下孔凹
陷处。

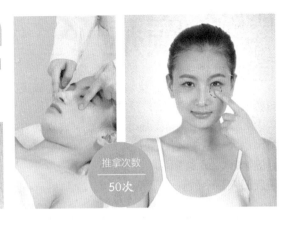

🔥 **推拿方法**

用食指的指腹点按四白穴。

推拿次数
50次

④下关 「通经活络」

定位： 位于面部耳前方，当颧弓与下颌切
迹所形成的凹陷中。

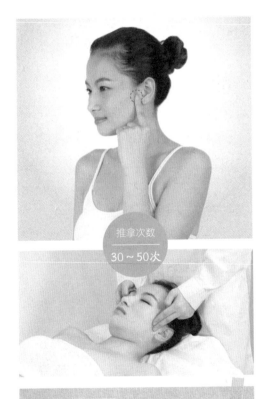

推拿次数
30~50次

🔥 **推拿方法**

将食指与中指紧并，两指指腹揉按
下关穴。

⑤地仓 「祛风止痉 舒筋活络」

定位： 位于面部，口角外侧，上直瞳孔。

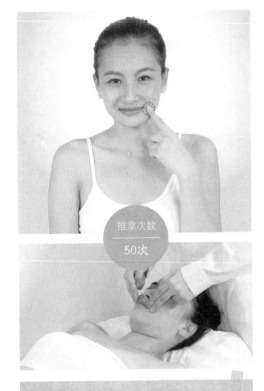

推拿次数
50次

🔥 **推拿方法**

将食指、中指放于嘴角处的地仓穴
上揉按。

癫痫

临床症状： 癫痫俗称"羊癫风"，是大脑神经元突发性异常放电导致出现短暂的大脑功能障碍的一种慢性疾病。以突然昏仆、口吐涎沫、两目上视、四肢抽搐，或口中如有猪羊叫声等为临床特征，可表现为自主神经、意识及精神障碍。中医认为本病多由大惊大恐造成气机逆乱，或由劳累过度造成脏腑失调、气机不畅所致。

基础治疗： 风池、涌泉。

随症加穴： 若神昏不醒，加按人中；若四肢抽搐，加按阳陵泉。

---

①风池 「平肝熄风、豁痰开窍」

定位： 位于项部，当枕骨之下，与风府相平，胸锁乳突肌与斜方肌上端之间的凹陷处。

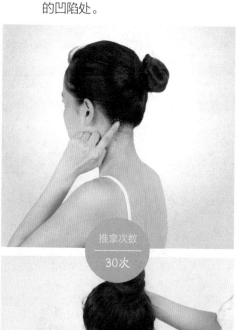

推拿次数
30次

🔥 **推拿方法**

用拇指和食指相对成钳形拿捏风池穴，以有酸胀感为度。

②涌泉 「平肝熄风、滋阴益肾」

定位： 位于足底部，蜷足时足前部凹陷处，约当足底二、三趾趾缝纹头端与足跟连线的前1/3与后2/3交点上。

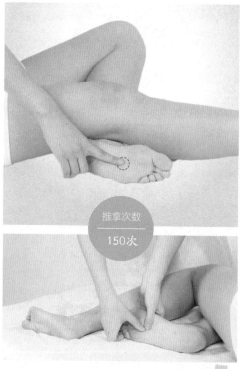

推拿次数
150次

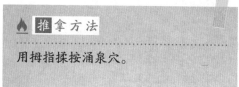

🔥 **推拿方法**

用拇指揉按涌泉穴。

疲劳综合征

临床症状： 疲劳综合征即慢性疲劳综合征。典型表现为短期记忆力减退或注意力不集中、咽痛、肌肉酸痛、无红肿的关节疼痛、头痛、睡眠后精力不能恢复、体力或脑力劳动后身体感觉不适等。符合其中四项即可诊断为疲劳综合征。

基础治疗： 气海、足三里。

随症加穴： 若失眠健忘，加按四神聪；若头晕头痛，加按印堂。

---

①气海「益气助阳 缓疲劳」

定位： 位于下腹部，前正中线上，当脐中下1.5寸。

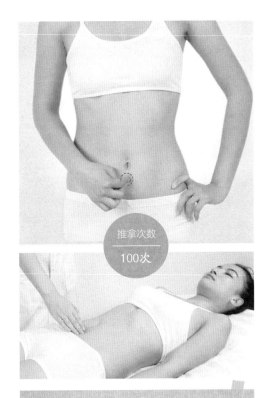

推拿次数
100次

🔥 **推拿方法**

食指、中指、无名指并拢，力度轻柔，环形按揉气海穴。

②足三里「宁心安神 理气止痛」

定位： 位于小腿前外侧，当犊鼻下3寸，距胫骨前缘一横指（中指）。

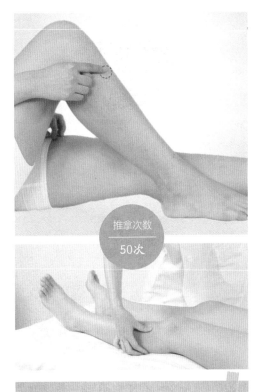

推拿次数
50次

🔥 **推拿方法**

将拇指指腹放于足三里穴上，力度由轻渐重地揉按。

阿尔茨海默病

临床症状：阿尔茨海默病又叫老年性痴呆，是一种进行性发展的中枢神经系统变性病，临床表现为渐进性记忆障碍、认知功能障碍，失语、抑郁、日常生活能力进行性减退、大小便失禁，并有各种神经精神症状和行为障碍。发病较为缓慢，逐渐进展，多见于70岁以上的老年人。运用中医推拿疗法也有较好的治疗效果。

基础治疗：风池、委中。

随症加穴：若头目胀痛，加按行间；若身倦乏力，加按足三里。

①风池「疏通头部经络气血」

定位：位于项部，在枕骨之下，胸锁乳突肌与斜方肌上端之间的凹陷处。

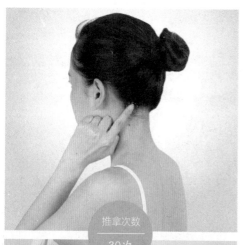

推拿次数

30次

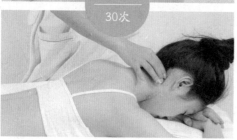

🔥 推拿方法

用拇指和食指相对成钳形拿捏风池穴。

②委中「舒经活络、行气活血」

定位：位于腘横纹中点，当股二头肌腱与半腱肌肌腱的中间。

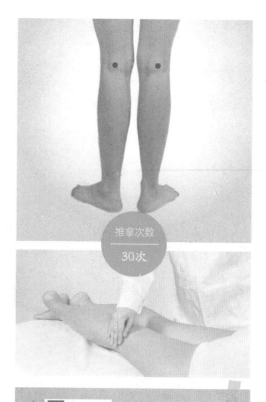

推拿次数

30次

🔥 推拿方法

手掌成空心掌，拍打委中穴至发热为度。

第5章 推拿改善消化系统，胃口好

消化系统的基本生理功能是摄取、转运、消化食物和吸收营养、排泄废物，这些生理的完成有利于整个胃肠道协调的生理活动。经常按摩刺激穴位可以有效调整肠胃、润肠通便。

胃痛 · 消化不良 · 腹胀 · 腹泻 · 痢疾 · 便秘 · 脂肪肝
痔疮 · 肝硬化 · 呕吐 · 急性肠炎 · 肠易激综合征

胃痛

临床症状：胃痛是指上腹胃脘部近心窝处的疼痛，是临床上常见的病症。胃是人体重要的消化器官之一。引起胃痛的疾病有很多，有一些还是非常严重的疾病，常见的有急、慢性胃炎，胃、十二指肠溃疡，胃黏膜脱垂，胃下垂，胰腺炎，胆囊炎及胆石症等。

基础治疗：中脘、内关、手三里、足三里、梁丘。

随症加穴：若胃部隐痛，加按脾俞；若胃脘灼痛，加按三阴交。

①中脘 「通调腑气、和胃止痛」	②内关 「理气降逆、和胃止痛」
定位： 位于上腹部，前正中线上，当脐中上4寸。	定位： 位于前臂掌侧，腕横纹上2寸，掌长肌腱与桡侧腕屈肌腱之间。

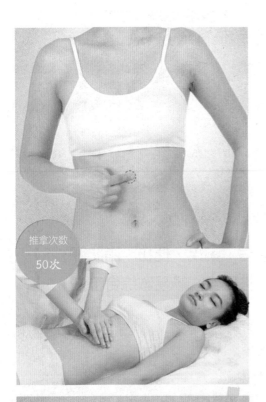

推拿次数
50次

🔥 **推拿方法**

双手掌交叠放于中脘穴上，环形按揉，力度适中。

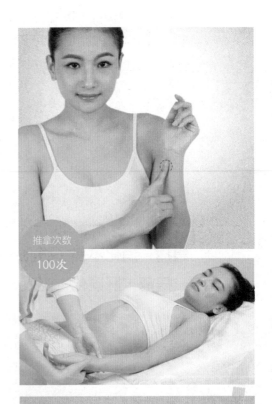

推拿次数
100次

🔥 **推拿方法**

用拇指指腹点按内关穴，力度由轻到重。

③手三里 「润化脾燥」

定位： 位于前臂背面桡侧，当阳溪与曲池
连线上，肘横纹下2寸。

🔥 推拿方法

将拇指、食指、中指相对成钳形，
掐按手三里穴。

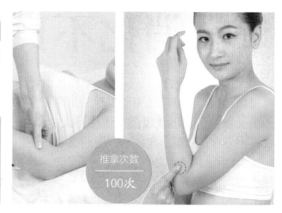

推拿次数
100次

④足三里 「通调腑气、和胃止痛」

定位： 位于小腿前外侧，当犊鼻下3寸，距
胫骨前缘一横指（中指）。

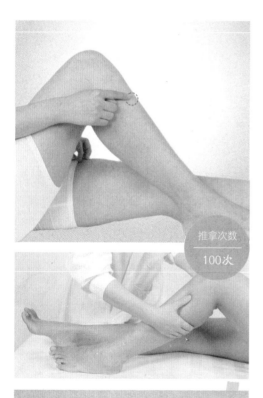

推拿次数
100次

🔥 推拿方法

将拇指指腹放于足三里穴上，微用
力压揉。

⑤梁丘 「消食导滞、调理脾胃」

定位： 屈膝，位于大腿前面，当髂前上棘与
髌底外侧端的连线上，髌底上2寸。

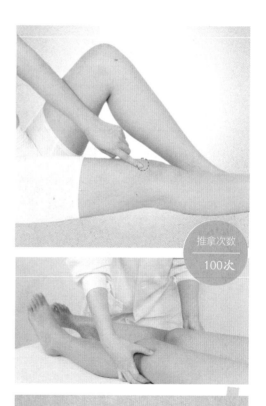

推拿次数
100次

🔥 推拿方法

将拇指指腹放于梁丘穴上，微用力
压揉。

消化不良

临床症状：消化不良是由胃动力障碍所引起的疾病，也包括胃蠕动不好的胃轻瘫和食管反流病。主要表现为上腹痛、早饱、腹胀、嗳气等。长期消化不良易导致肠内平衡被打乱，出现腹泻、便秘、腹痛和胃癌等。所以消化不良者平常要注意自己的饮食，不宜食用油腻、辛辣、刺激的食物。

基础治疗：中脘、关元、内关、足三里、脾俞。

随症加穴：若便秘，加按支沟；若腹满胀痛，加按建里；若泛酸，加按胃俞。

---

①中脘 「健脾和胃、通腑降气」

定位：位于上腹部，前正中线上，当脐中上4寸。

推拿次数
50次

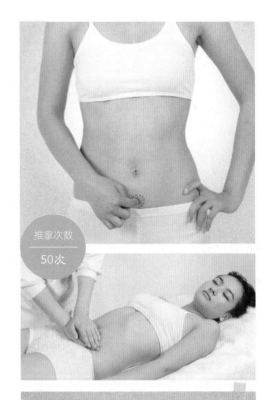

🔥 推拿方法

双手重叠紧贴于中脘穴上，旋转按揉全腹。

②关元 「培补元气、理气和血」

定位：位于下腹部，前正中线上，当脐中下3寸。

推拿次数
50次

🔥 推拿方法

双手掌重叠贴于小腹的关元穴上，旋转推拿。

③内关 「沟通三焦、和胃降逆」

定位： 位于前臂掌侧，腕横纹上2寸，掌长肌腱与桡侧腕屈肌腱之间。

🔥 推拿方法

用拇指指腹紧贴于内关穴上揉按，左右两臂交替进行。

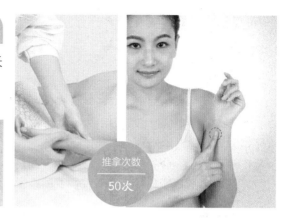

推拿次数
50次

④足三里「健脾和胃、通调腑气」

定位： 位于小腿前外侧，当犊鼻下3寸，距胫骨前缘一横指（中指）。

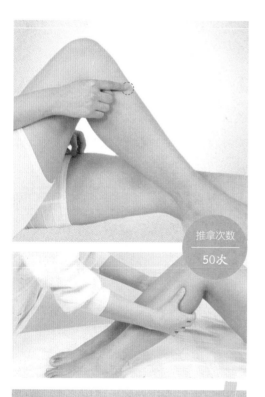

推拿次数
50次

🔥 推拿方法

将拇指指腹贴于足三里穴上按揉，以局部有酸、胀、麻的感觉为度。

⑤脾俞 「益气健脾和胃」

定位： 位于背部，当第十一胸椎棘突下，旁开1.5寸。

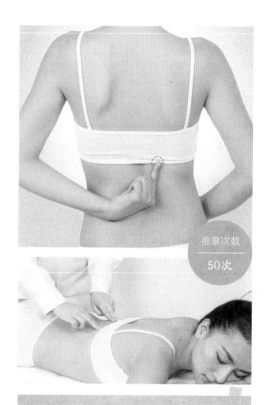

推拿次数
50次

🔥 推拿方法

用手指指腹揉按脾俞穴，力度由轻到重，以有酸麻胀痛感为佳。

腹胀

临床症状： 腹胀是一种常见的消化系统症状，引起腹胀的原因主要见于胃肠道胀气、各种原因所致的腹水、腹腔肿瘤等。正常人胃肠道内可有少量气体，约100毫升，当咽入胃内空气过多或因消化吸收功能不良时，胃肠道内产气过多，而肠道内的气体又不能从肛门排出体外时，则可导致腹胀。

基础治疗： 建里、合谷、足三里、太冲、涌泉。

随症加穴： 若腹部胀痛，加按中脘；若侧腹胀痛，加按天枢；若便秘，加按支沟。

---

① 建里 「和胃健脾、通降腑气」

定位： 位于上腹部，前正中线上，当脐中上3寸。

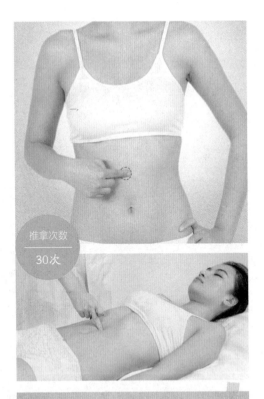

推拿次数
30次

🔥 **推拿方法**

用中指抵住建里穴，用力按压，并同时用上臂发力颤抖。

② 合谷 「通经活络」

定位： 位于手背，第一、第二掌骨间，当第二掌骨桡侧的中点处。

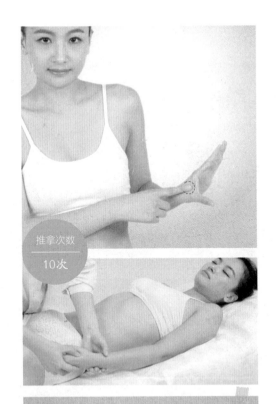

推拿次数
10次

🔥 **推拿方法**

用拇指掐按合谷穴，双手交替进行揉作。

③足三里 「健脾和胃、通降腑气」

定位: 位于小腿前外侧，当犊鼻下3寸，距胫骨前缘一横指（中指）。

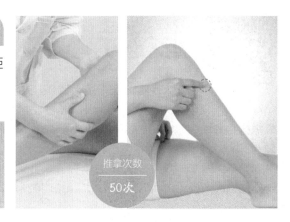

推拿次数
50次

推拿方法

用拇指指腹以顺时针的方向掐揉足三里穴。

④太冲 「疏肝理气、清利下焦」

定位: 位于足背侧，当第一跖骨间隙的后方凹陷处。

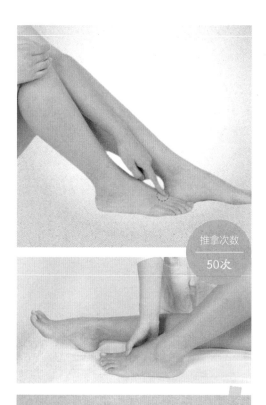

推拿次数
50次

推拿方法

用拇指指腹来回推按太冲穴，以潮红发热为度。

⑤涌泉 「滋阴益肾、行气消胀」

定位: 位于足底部，蜷足时足前部凹陷处，约当足底二、三趾趾缝纹头端与足跟连线的前1/3与后2/3交点上。

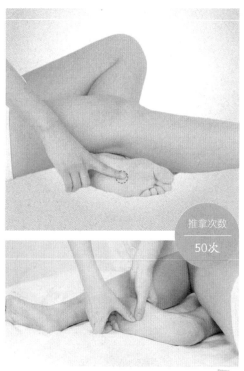

推拿次数
50次

推拿方法

用拇指指腹来回推按涌泉穴，以潮红发热为度。

腹泻

临床症状： 腹泻是大肠疾病最常见的一种症状，主要表现为排便次数明显超过日常习惯的排便次数，粪质稀薄，水分增多，每日排便总量超过200克。正常人每天只需排便1次，且大便成形，颜色呈黄褐色。腹泻主要分为急性与慢性，急性腹泻发病时间为2周，慢性腹泻发病时长则在两个月以上，多由肛肠疾病所引起。

基础治疗： 中脘、天枢、大巨、水分、公孙。

随症加穴： 若大便清稀或如水样，加按阴陵泉；若泻下急迫，加按合谷。

---

① 中脘 「健脾和胃化湿」

定位： 位于上腹部，前正中线上，当脐中上4寸。

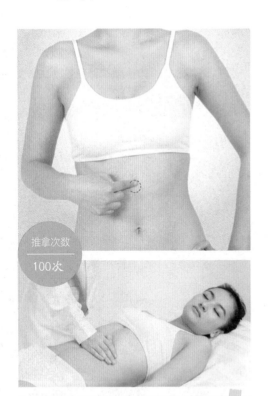

推拿次数
100次

🔥 **推拿方法**

用手掌大、小鱼际处以打圈的方式按揉中脘穴。

② 天枢 「可防治大肠疾患」

定位： 位于腹中部，距脐中2寸。

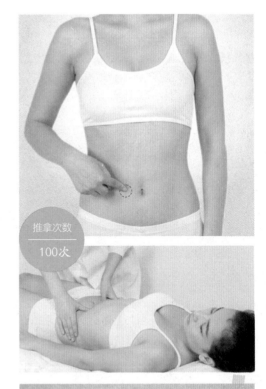

推拿次数
100次

🔥 **推拿方法**

用拇指指腹按揉腹部的天枢穴。

③大巨 「调肠胃、固肾气」

定位：位于下腹部，当脐中下2寸，距前正中线2寸。

推拿方法

食指、中指、无名指并拢，用指尖按揉腹部的大巨穴。

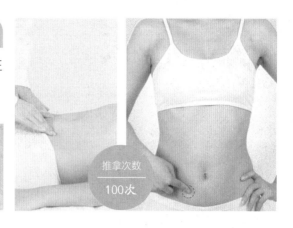

推拿次数
100次

④水分 「通调水道、分清别浊」

定位：位于上腹部，前正中线上，当脐中上1寸。

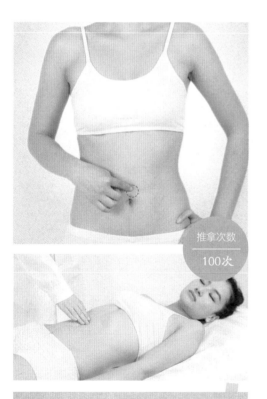

推拿次数
100次

推拿方法

食指、中指、无名指并拢，用手臂的力度揉按水分穴。

⑤公孙 「益气健脾和胃」

定位：位于足内侧缘，当第一跖骨基底的前下方。

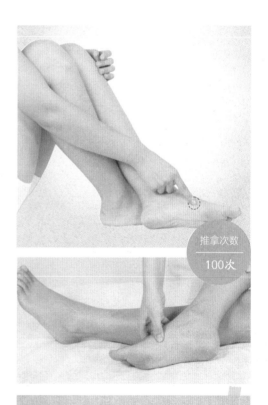

推拿次数
100次

推拿方法

用拇指指腹按揉公孙穴，力度均匀，以有酸胀感为宜。

痢疾

临床症状：痢疾为急性肠道传染病之一，临床表现为腹痛、腹泻、里急后重、排脓血便，伴全身中毒等症状。一般起病急，以高热、腹泻、腹痛为主要症状，若发生惊厥、呕吐，多为疫毒痢。中医认为，此病由湿热之邪内伤脾胃，致脾失健运，胃失消导，更挟积滞，酝酿肠道而成。

基础治疗：天枢、中脘、脾俞、命门、八髎。

随症加穴：若高热，加按大椎；若腹泻，加按足三里；若呕吐，加按内关。

---

①天枢 「调理胃肠、消炎止泻」

定位：位于腹中部，距脐中2寸。

推拿次数
100次

🔥 推拿方法

以食、中两指分别置于天枢穴做双指揉。

②中脘 「健脾和胃、通腑降气」

定位：位于上腹部，前正中线上，当脐中上4寸。

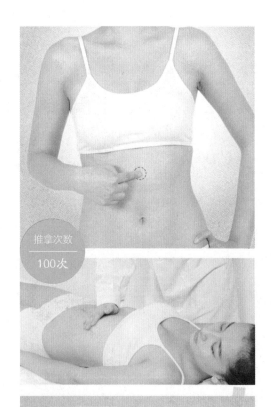

推拿次数
100次

🔥 推拿方法

对中脘穴施掌揉法。

③脾俞 「有益气健脾的作用」

定位： 位于背部，当第十一胸椎棘突下，
旁开1.5寸。

🔥 推拿方法

用食指、中指置于脾俞穴上，来回
推按。

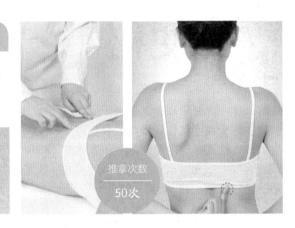

推拿次数
50次

④命门 「温和肾阳 健腰益肾」

定位： 位于腰部，当后正中线上，第二腰
椎棘突下凹陷中。

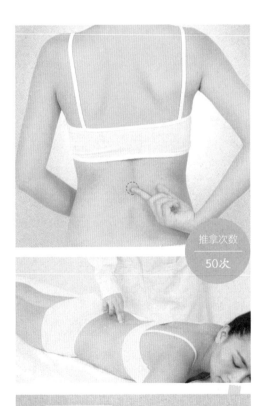

推拿次数
50次

🔥 推拿方法

用食指、中指揉按命门穴至潮红发
热为止。

⑤八髎 「清热利湿 泻火解毒」

定位： 位于骶椎，分别在第一、第二、第
三、第四骶后孔中，合称"八髎
穴"。

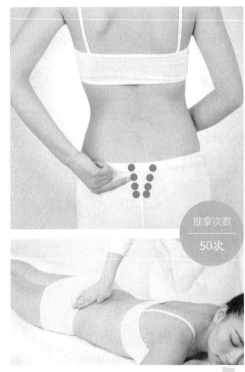

推拿次数
50次

🔥 推拿方法

用小鱼际横向擦八髎穴，至局部皮
肤发热潮红为止。

便秘

临床症状：便秘是临床常见的复杂症状，而不是一种疾病，主要是指排便次数减少、粪便量减少、粪便干结、排便费力等。引起功能性便秘的原因有：饮食不当，如饮水过少或进食含纤维素的食物过少；生活压力过大，精神紧张；滥用泻药，对药物产生依赖；结肠运动功能紊乱；年老体虚，排便无力等。

基础治疗：气海、天枢、支沟、上巨虚、大肠俞。

随症加穴：若大便干结，加按曲池；若腹部冷痛，加按关元；若排便不畅，加按脾俞。

---

① 气海 「培补元气，以助通便」

定位：位于下腹部，前正中线上，当脐中下1.5寸。

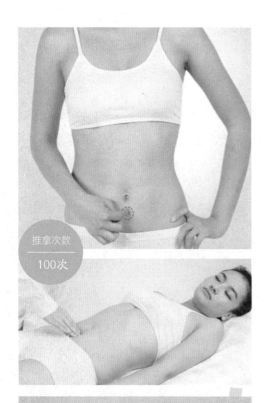

推拿次数
100次

🔥 推拿方法

食指、中指、无名指并拢，力度轻柔，环形按揉气海穴。

② 天枢 「通调大肠腑气」

定位：位于腹中部，距脐中2寸。

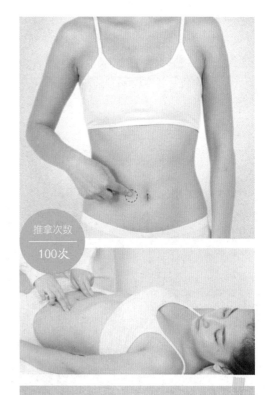

推拿次数
100次

🔥 推拿方法

将食指、中指放于天枢穴上做双指按揉。

③支沟 「清利三焦、通便利腑」

定位： 位于前臂背侧，腕背横纹上3寸，尺骨与桡骨之间。

🔥 **推拿方法**

用拇指指尖按压支沟穴，以局部感到胀痛为宜。

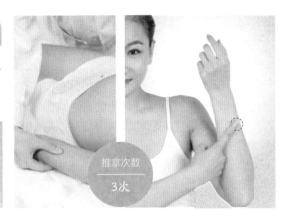

推拿次数
3次

④上巨虚 「通调大肠腑气」

定位： 位于小腿前外侧，当犊鼻下6寸，距胫骨前缘一横指（中指）。

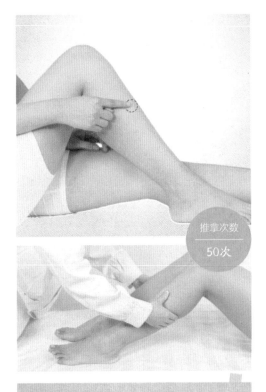

推拿次数
50次

🔥 **推拿方法**

将拇指指尖放于上巨虚穴上按揉，以局部有酸胀痛感为宜。

⑤大肠俞 「润肠通便、调和肠胃」

定位： 位于腰部，当第四腰椎棘突下，旁开1.5寸。

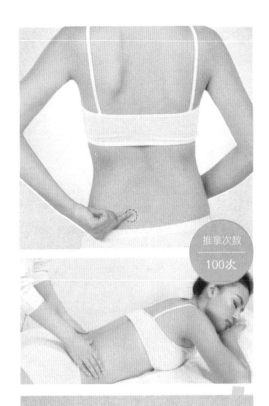

推拿次数
100次

🔥 **推拿方法**

用拇指指腹揉按大肠俞穴，以皮肤潮红发热为佳。

脂肪肝

临床症状： 脂肪肝，是指由于各种原因引起的肝细胞内脂肪堆积过多的病变，已被公认为隐蔽性肝硬化的常见病因。在经常失眠、疲劳、不思茶饭、胃肠功能失调的亚健康人群中脂肪肝的发病率较高。临床症状有食欲不振、疲倦乏力、恶心、呕吐、肝区或右上腹隐痛等。

基础治疗： 外关、足三里、肝炎、大椎、涌泉。

随症加穴： 若食欲不振，加按脾俞；若疲倦乏力，加按气海；若恶心呕吐，加按公孙。

---

① 外关 「清热祛湿化浊」

定位： 位于前臂背侧，当阳池与肘尖的连线上，腕背横纹上2寸，尺骨与桡骨之间。

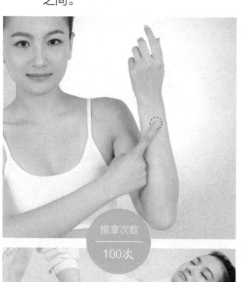

推拿次数
100次

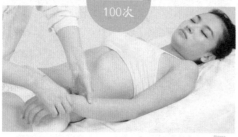

🔥 **推拿方法**

用拇指指腹揉按外关穴，以有酸麻胀痛感为佳。

② 足三里 「健脾和胃、扶正祛邪」

定位： 位于小腿前外侧，当犊鼻下3寸，距胫骨前缘一横指（中指）。

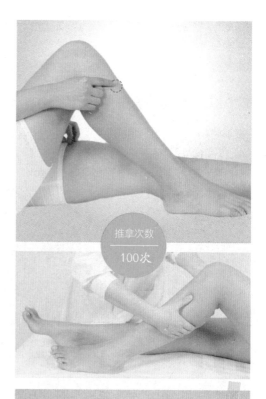

推拿次数
100次

🔥 **推拿方法**

用拇指指腹按压双侧足三里穴。

③肝炎 「疏肝理气、行气和中」

定位： 位于脚踝内侧上2寸处，是肝区中的
一个敏感区域。

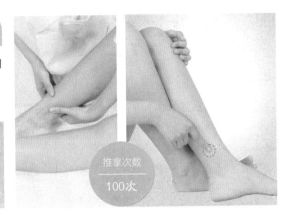

推拿次数
100次

🔥 推拿方法

将拇指指腹放于内踝上2寸的肝炎穴
处揉按。

④大椎 「清热祛湿化浊」

定位： 位于后正中线上，第七颈椎棘突下
凹陷中。

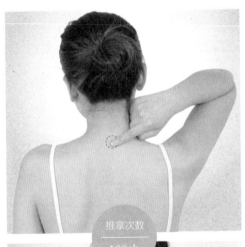

推拿次数
100次

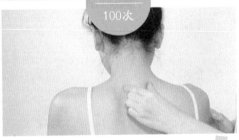

🔥 推拿方法

拇指和食指相对用力，捏起大椎穴
处皮肤，做间断捏揉动作。

⑤涌泉 「滋阴益肾消脂」

定位： 位于足底部，蜷足时足前部凹陷
处，约当足底二、三趾趾缝纹头端
与足跟连线的前1/3与后2/3交点上。

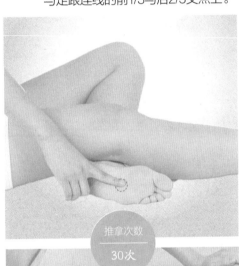

推拿次数
30次

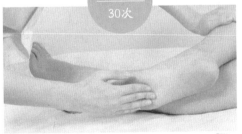

🔥 推拿方法

四指并拢按在涌泉穴上，反复搓
擦，以足心发热为佳。

痔疮

临床症状：痔疮又称痔核。临床上分为三种类型：位于肛门齿线以上的为内痔，在肛门齿线以外的为外痔，两者混合存在的称混合痔。外痔感染发炎或形成血栓外痔时，则局部肿痛。内痔主要表现为便后带血，重者有不同程度的贫血。

基础治疗：中极、二白、足三里、大肠俞、八髎。

随症加穴：若肛内有肿物脱出，加按白环俞；若便后出血，加按孔最。

①中极 「清肠湿热」

定位：位于下腹部，前正中线上，当脐中下4寸。

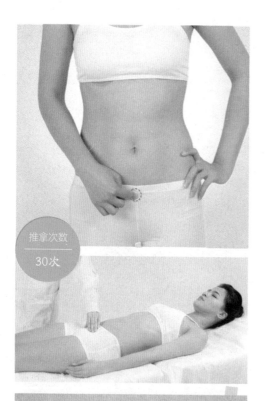

推拿次数 30次

🔥 推拿方法

用食指、中指指腹按揉中极穴，用力向下按压。

②二白 「清肠利湿、固脱消痔」

定位：位于前臂掌侧，腕横纹上4寸，桡侧腕屈肌腱的两侧，一侧二穴。

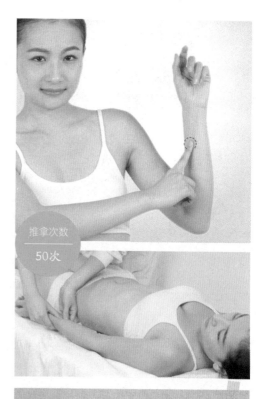

推拿次数 50次

🔥 推拿方法

用拇指指腹按揉二白穴，力度适中。

③足三里 「补中益气、升阳固脱」

定位： 位于小腿前外侧，当犊鼻下3寸，距胫骨前缘一横指（中指）。

🔥 推拿方法

用拇指指腹在足三里穴上用力向下按压，有节律地一按一松。

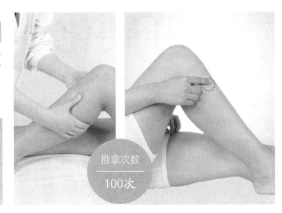

推拿次数
100次

④大肠俞 「通调腑气、解便秘」

定位： 位于腰部，当第四腰椎棘突下，旁开1.5寸。

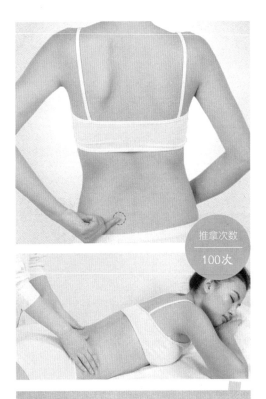

推拿次数
100次

🔥 推拿方法

用拇指指腹点按大肠俞穴，以皮肤潮红发热为佳。

⑤八髎 「清热利湿」

定位： 位于骶椎，分别在第一、第二、第三、第四骶后孔中，合称"八髎穴"。

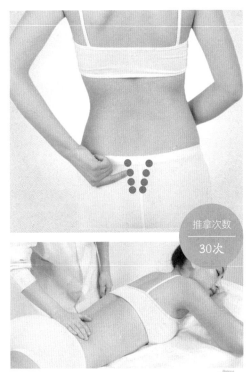

推拿次数
30次

🔥 推拿方法

用手掌迅速来回搓八髎穴，以患者局部皮肤发热为度。

肝硬化

临床症状：肝硬化是由一种或多种疾病长期形成的肝损害，肝脏细胞纤维化病变。主要致病因素有肝炎病毒、酗酒、胆汁淤积、寄生虫感染等引起肝脏硬化、萎缩，其部分症状与肝炎相似。肝硬化早期病人症状较轻，主要表现为食欲不振、全身无力、腹部满胀、上腹部不适或隐痛等，其中食欲不振是出现最早的突出症状。

基础治疗：曲池、合谷、足三里、阳陵泉、太冲。

随症加穴：若食欲不振，加按胃俞；若四肢无力，加按气海。

---

①曲池 「清热和营」

定位： 位于肘横纹外侧端，屈肘，当尺泽与肱骨外上髁连线中点。

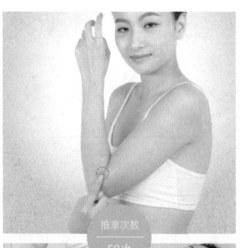

推拿次数
50次

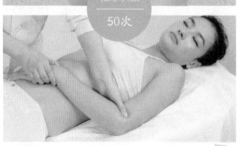

🔥 推拿方法

将拇指指尖放于曲池穴上，由轻渐重地揉按。

②合谷 「镇静止痛、通经活络」

定位： 位于手背，第一、第二掌骨间，当第二掌骨桡侧的中点处。

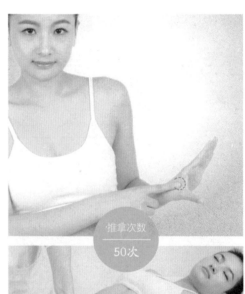

推拿次数
50次

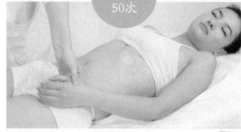

🔥 推拿方法

将拇指指腹放在合谷穴上，用力按压，双手交替进行。

③足三里「健脾和胃化湿」

定位： 位于小腿前外侧，当犊鼻下3寸，距胫骨前缘一横指（中指）。

🔥 **推拿方法**

将拇指指腹放在足三里穴上，适当用力按揉，双下肢交替进行。

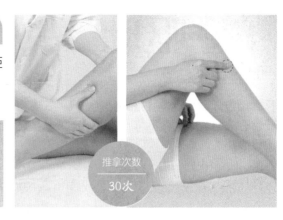

推拿次数
30次

④阳陵泉「清热化湿 活血祛瘀」

定位： 位于小腿外侧，当腓骨头前下方凹陷处。

推拿次数
100次

🔥 **推拿方法**

将双手拇指放于小腿外侧的阳陵泉穴上按揉，力度由轻渐重。

⑤太冲 「疏肝利胆 清热利湿」

定位： 位于足背侧，当第一跖骨间隙的后方凹陷处。

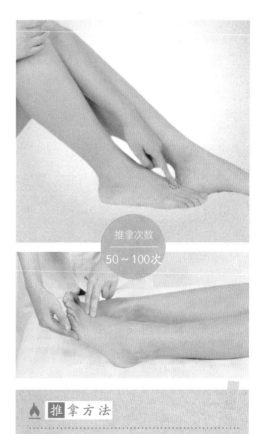

推拿次数
50～100次

🔥 **推拿方法**

食指、中指合并，用两指指尖揉按太冲穴，顺时针方向揉按。

呕吐

临床症状：呕吐是临床常见病症，亦可见于多种疾病，是机体的一种防御反射动作。恶心常为呕吐的前驱症状，表现为上腹部特殊不适感，常伴有头晕、流涎。呕吐常有诱因，如饮食不节、情志不遂、寒暖失宜，以及闻及不良气味等，皆可诱发呕吐，或使呕吐加重。

基础治疗：中脘、内关。

随症加穴：若呕吐酸腐，加按天枢；若情志不畅，加按太冲。

---

①中脘 「和胃健脾降逆」

定位： 位于上腹部，前正中线上，当脐中上4寸。

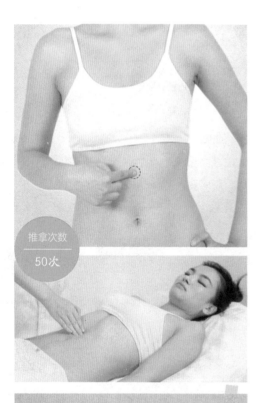

推拿次数 50次

🔥 **推拿方法**

食指、中指、无名指并拢，放于中脘穴上环形按揉，力度适中。

②内关 「宽胸利膈止呕」

定位： 位于前臂掌侧，腕横纹上2寸，掌长肌腱与桡侧腕屈肌腱之间。

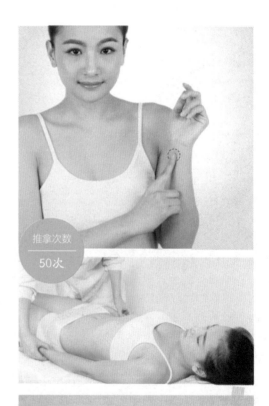

推拿次数 50次

🔥 **推拿方法**

将拇指指腹放于内关穴上揉按，力度由轻渐重。

急性肠炎

临床症状： 急性肠炎是消化系统疾病中较为常见的疾病。致病原因是肠道细菌、病毒感染或饮食不当（如进食了变质食物，食物中带有化学物质、寄生虫，食物过敏）等。临床表现为发热、腹痛、腹泻、腹胀，伴有不同程度的恶心呕吐，粪便为黄色水样便，四肢无力。严重者可导致身体脱水，甚至发生休克。

基础治疗： 建里、神阙。

随症加穴： 若发热，加按大椎；若腹痛，加按中脘；若腹泻，加按气海。

---

①建里 「调理脾胃、消积化滞」

定位： 位于上腹部，前正中线上，当脐中上3寸。

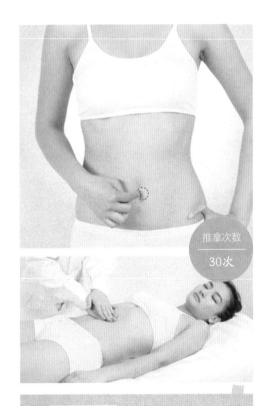

推拿次数
100次

🔥 **推拿方法**

食指、中指、无名指三指并拢，放于上腹部建里穴上，顺时针按揉。

②神阙 「温中散寒、健运脾胃」

定位： 位于腹中部，脐中央。

推拿次数
30次

🔥 **推拿方法**

双掌相叠，置于神阙穴即脐眼处，顺时针从小到大摩脘腹。

肠易激综合征

临床症状： 肠易激综合征是由胃肠道动力异常或肠道感染所引起的肠道功能紊乱性疾病，主要临床表现有心悸、腹痛、腹胀、腹泻或便秘、多汗、恶心、呕吐等，可持续反复发作，与脾、胃、肝、肾关系密切。精神过度紧张、饮食不当、寒冷等因素均可诱发其症状发作或加重。

基础治疗： 鸠尾、中脘。

随症加穴： 若心悸，加按内关；若腹痛，加按足三里；若多汗，加按三阴交。

---

① 鸠尾 「安心宁神、宽胸定悸」

定位： 位于上腹部，前正中线上，当胸剑结合部下1寸。

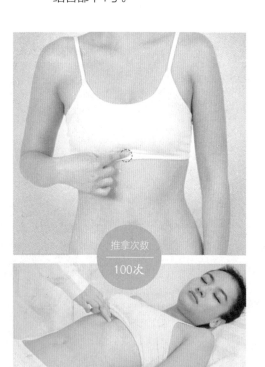

推拿次数
100次

🔥 推拿方法

用中指指尖顺时针揉按鸠尾穴。

② 中脘 「理气宽中、调理肠胃」

定位： 位于上腹部，前正中线上，当脐中上4寸。

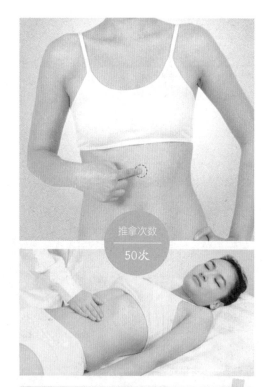

推拿次数
50次

🔥 推拿方法

用手掌抚摸中脘穴，感到舒畅后，手掌缓慢地加力。

第6章

推拿按揉即可改善泌尿生殖系统疾病

泌尿生殖系统常常和个人卫生状况有很大关系，并且常受生活、工作和环境等的影响。不少患者久治不愈、反复发作。经常按摩刺激穴位可以扶助正气，强健腰肾，改善健康。

尿道炎 · 膀胱炎 · 早泄 · 阳痿 · 遗精 · 不育症

前列腺炎 · 阴囊潮湿 · 泌尿系统结石 · 性冷淡

尿道炎

临床症状：尿道炎是由尿道损伤、尿道内有异物、尿道梗阻、邻近器官出现炎症或性生活不洁等原因引起的尿道细菌感染。患有尿道炎的人常会有尿频、尿急、排尿时有烧灼感以致排尿困难的症状，而且有的还有较多尿道分泌物，开始为黏液性，逐渐变为脓性。

基础治疗：肾俞、命门、关元、中极、阴陵泉。

随症加穴：若尿频尿急，加按神阙；若排尿灼热刺痛，加按行间。

---

① 肾俞 「有培补肾元的作用」

定位： 位于腰部，当第二腰椎棘突下，旁开1.5寸。

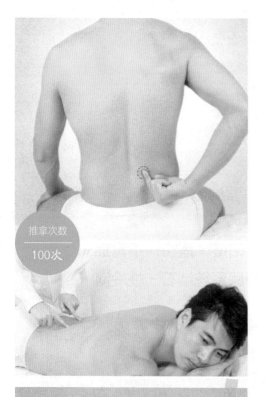

推拿次数
100次

🔥 **推拿方法**

用手指指腹揉搓肾俞穴，以有酸胀感为宜。

② 命门 「温和肾阳 健腰益肾」

定位： 位于腰部，当后正中线上，第二腰椎棘突下凹陷中。

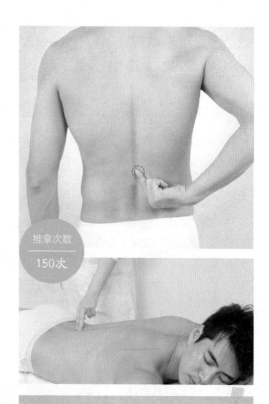

推拿次数
150次

🔥 **推拿方法**

食指、中指紧并，用手指指腹点按命门穴，以有热感为宜。

③关元 「调肝脾肾、降浊升清」

定位：位于下腹部，前正中线上，当脐中下3寸。

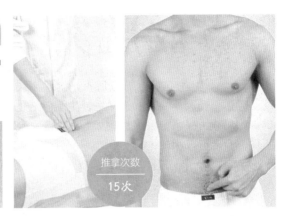

推拿次数
15次

🔥 推拿方法

食指、中指、无名指紧并，用手指指腹端按揉关元穴。

④中极 「治疗泌尿系统疾病」

定位：位于下腹部，前正中线上，当脐中下4寸。

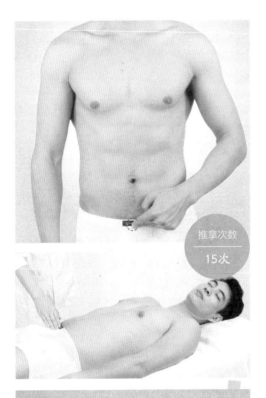

推拿次数
15次

🔥 推拿方法

食指、中指、无名指并拢，用手指指腹按揉中极穴。

⑤阴陵泉 「清利下焦湿热」

定位：位于小腿内侧，当胫骨内侧髁后下方凹陷处。

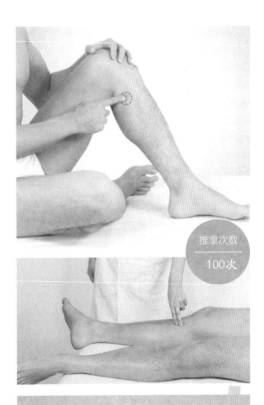

推拿次数
100次

🔥 推拿方法

中指、食指并拢，推揉阴陵泉穴，以有酸麻胀痛感为佳。

膀胱炎

临床症状： 膀胱炎是泌尿系统最常见的疾病，大多是由细菌感染所引起，过于劳累、受凉、长时间憋尿、性生活不洁也容易发病。初起症状轻微，仅有膀胱刺激症状，如尿频、尿急、尿痛、脓尿、血尿等，经治疗病情会很快痊愈。膀胱炎分急性与慢性两种，两者可互相转化。

基础治疗： 曲骨、三阴交、三焦俞、八髎、命门。

随症加穴： 若小腹胀痛，加按神阙；若排尿困难，加按膀胱俞。

---

① 曲骨 「通利小便」

定位： 位于下腹部，前正中线上，耻骨联合上缘的中点处。

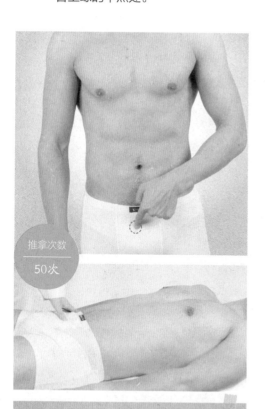

推拿次数
50次

🔥 **推拿方法**

将拇指指腹放在曲骨穴上揉按，以皮肤潮红、发热为度。

② 三阴交 「健脾利湿 兼调肝肾」

定位： 位于小腿内侧，当足内踝尖上3寸，胫骨内侧缘后方。

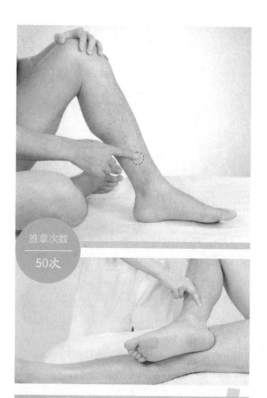

推拿次数
50次

🔥 **推拿方法**

将食指、中指并拢，用两指指腹揉按三阴交穴。

③三焦俞 「疏调三焦、清热利湿」

定位： 位于腰部，当第一腰椎棘突下，旁开1.5寸。

🔥 推拿方法

用双手拇指指腹同时按压三焦俞穴，以有酸胀感为宜。

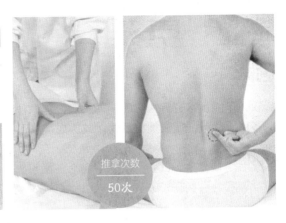

推拿次数
50次

④八髎 「健脾除湿利尿」

定位： 位于骶椎，左右共8个穴位，分别在第一、第二、第三、第四骶后孔中。

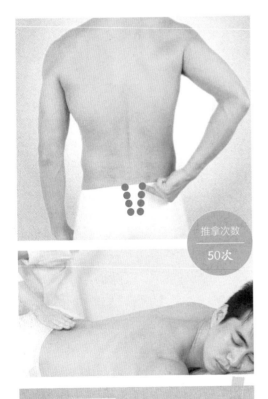

推拿次数
50次

🔥 推拿方法

用手掌掌心按压八髎穴，以有酸胀感为宜。

⑤命门 「温和肾阳、利尿化湿」

定位： 位于腰部，当后正中线上，第二腰椎棘突下凹陷中。

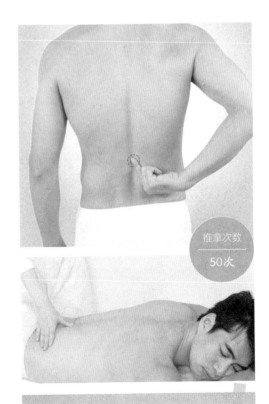

推拿次数
50次

🔥 推拿方法

用拇指指腹揉按命门穴，以皮肤潮红、发热为度。

早泄

临床症状：早泄是指性交时间极短，或阴茎插入阴道就射精，随后阴茎即疲软，不能正常进行性交的一种病症，是一种最常见的男性性功能障碍疾病。中医认为此病多由于房劳过度或频犯手淫，或体虚羸弱，虚损遗精日久，肾气不固，导致肾阴阳俱虚所致。

基础治疗：心俞、肝俞、肾俞、昆仑、涌泉。

随症加穴：若腰膝酸软，加按命门；若五心烦热，加按太溪。

---

①心俞 「补益心气」

定位：位于背部，当第五胸椎棘突下，旁开1.5寸。

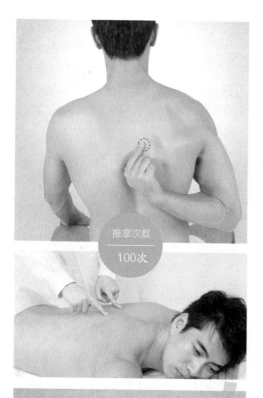

推拿次数
100次

🔥 **推拿方法**

双手手指指腹放于两侧心俞穴上推按，力度适中。

②肝俞 「疏肝理气解郁」

定位：位于背部，当第九胸椎棘突下，旁开1.5寸。

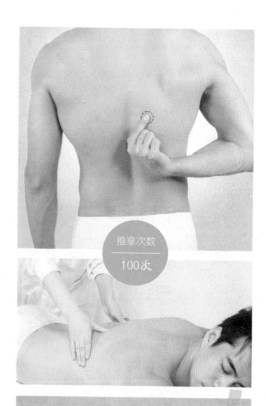

推拿次数
100次

🔥 **推拿方法**

双手拇指指腹放于两侧肝俞穴推按，力度适中。

③肾俞 「培补肾元，益肾固精」

定位： 位于腰部，当第二腰椎棘突下，旁开1.5寸。

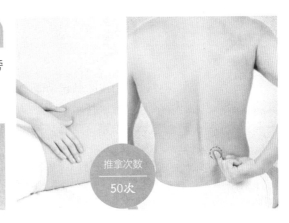

🔥 推拿方法

将拇指指腹放于肾俞穴上，微用力压揉，以局部有酸胀感为宜。

推拿次数
50次

④昆仑 「清热利湿解郁」

定位： 位于足部外踝后方，当外踝尖与跟腱之间的凹陷处。

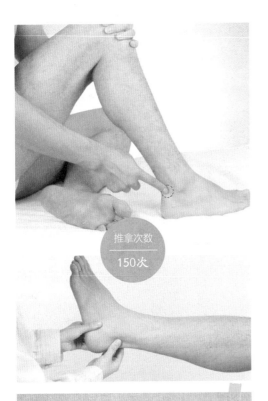

推拿次数
150次

🔥 推拿方法

用拇指与食指、中指相对成钳形，掐按昆仑穴。

⑤涌泉 「补肾固精」

定位： 位于足底部，蜷足时足前部凹陷处，约当足底二、三趾趾缝纹头端与足跟连线的前1/3与后2/3交点上。

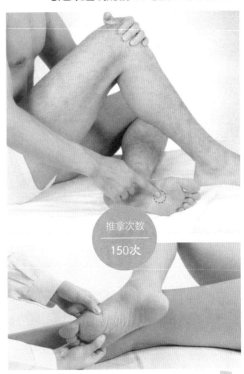

推拿次数
150次

🔥 推拿方法

双手握住脚背，用拇指指腹点按涌泉穴。

阳痿

临床症状：阳痿即勃起功能障碍，是指在企图性交时，阴茎勃起硬度不足以插入阴道，或阴茎勃起硬度维持时间不足以完成满意的性生活的病症。男性阴茎勃起是一个复杂的过程，与大脑、激素、情感、神经、肌肉和血管等都有关系，一个或多个原因都可能导致男性勃起功能障碍。

基础治疗：神阙、关元、肾俞、命门、腰阳关。

随症加穴：若食欲不振，加按脾俞；若精神抑郁，加按神门。

---

①神阙 「温补下元、强筋起痿」

定位：位于腹中部，脐中央。

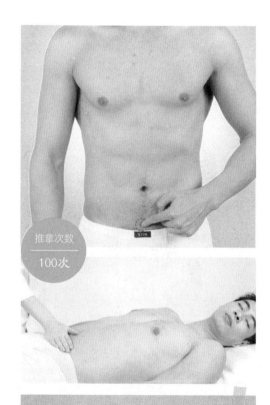

推拿次数
150次

🔥 **推拿方法**

用掌根按揉神阙穴，以脐下有温热感为度。

②关元 「调肝脾肾、温补下元」

定位：位于下腹部，前正中线上，当脐中下3寸。

推拿次数
100次

🔥 **推拿方法**

在关元穴上用掌摩法治疗，以小腹部有温热感为度。

③肾俞 「补益元气、培肾固本」

定位: 位于腰部，当第二腰椎棘突下，旁
开1.5寸。

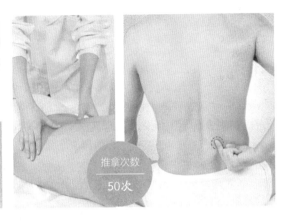

🔥 推拿方法

以拇指指腹按揉肾俞穴，在微感酸
胀后，持续按揉。

推拿次数
50次

④命门 「温和肾阳 健腰益肾」

定位: 位于腰部，当后正中线上，第二腰
椎棘突下凹陷中。

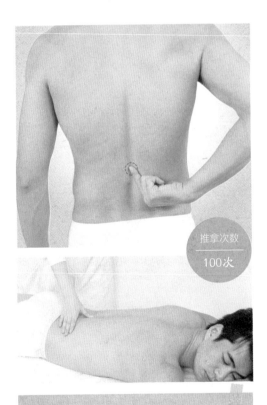

推拿次数
100次

🔥 推拿方法

用拇指指腹按揉命门穴，以有酸胀
感为度。

⑤腰阳关 「温肾助阳 强健腰肌」

定位: 位于腰部，当后正中线上，第四腰
椎棘突下凹陷中。

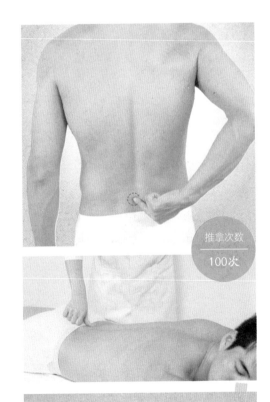

推拿次数
100次

🔥 推拿方法

将拇指指腹放于腰阳关穴上，用力
按揉。

遗精

临床症状：遗精是指无性交而精液自行外泄的一种男性疾病。睡眠时精液外泄者为梦遗，清醒时精液外泄者为滑精，无论是梦遗还是滑精都统称为遗精。一般成人男性遗精1周不超过1次属生理现象；如果1周数次或1日数次，并伴有精神萎靡、腰酸腿软、心慌、气喘，则属于病理病症。

基础治疗：内关、足三里、三阴交、太溪、涌泉。

随症加穴：若遗精频作，加按志室；若心悸怔忡，加按心俞。

---

① 内关 「养心安神」

定位： 位于前臂掌侧，腕横纹上2寸，掌长肌腱与桡侧腕屈肌腱之间。

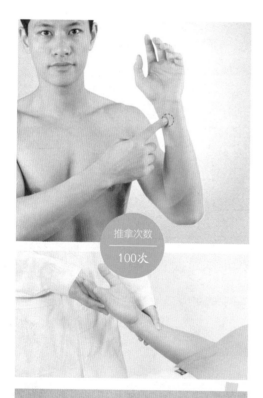

推拿次数
100次

🔥 推拿方法

用拇指指尖垂直掐按内关穴，以有酸胀感为佳。

② 足三里 「补脾和胃益肾」

定位： 位于小腿前外侧，当犊鼻下3寸，距胫骨前缘一横指（中指）。

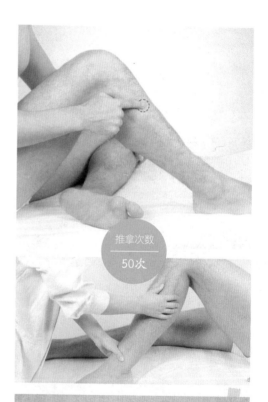

推拿次数
50次

🔥 推拿方法

将拇指指尖放于足三里穴上，微用力压揉，以局部有酸胀感为宜。

③三阴交 「调肝脾肾、固摄精关」

定位： 位于小腿内侧，当足内踝尖上3寸，胫骨内侧缘后方。

🔥 推拿方法

用拇指指尖放于小腿内侧的三阴交穴上，微用力压揉。

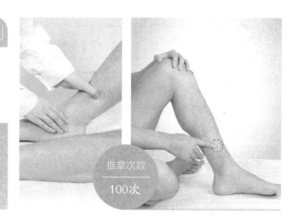

推拿次数
100次

④太溪 「滋阴益肾固精」

定位： 位于足内侧，内踝后方，当内踝尖与跟腱之间的凹陷处。

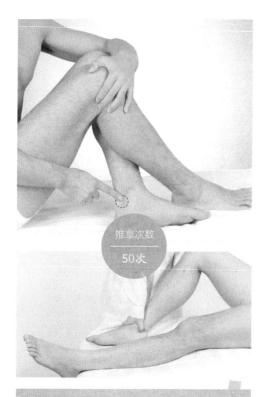

推拿次数
50次

🔥 推拿方法

用拇指指腹放于太溪穴上，微用力按压，以局部有酸胀感为宜。

⑤涌泉 「补肾固精」

定位： 位于足底部，蜷足时足前部凹陷处，约当足底二、三趾趾缝纹头端与足跟连线的前1/3与后2/3交点上。

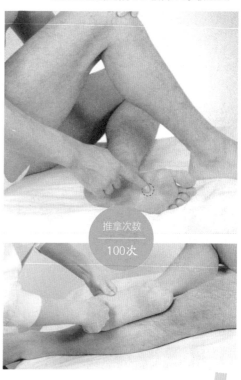

推拿次数
100次

🔥 推拿方法

用食指第二关节点按涌泉穴，以局部有酸胀感为宜。

不育症

临床症状：生育的基本条件是要具有正常的性功能和能与卵子结合的正常精子。不育症指正常育龄夫妇婚后有正常性生活，长期不避孕，却未生育。男性多由于男性内分泌疾病、生殖道感染、男性性功能障碍等引起。

基础治疗：关元、蠡沟、志室、肾俞、命门。

随症加穴：若精液量少，加按太溪；若精冷，加按三阴交；若面色萎黄，加按脾俞。

---

① 关元 「培元固本、滋补肝肾」

定位：位于下腹部，前正中线上，当脐中下3寸。

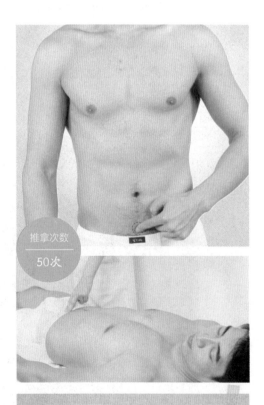

推拿次数 50次

🔥 推拿方法

用食指、中指指腹以顺时针方向揉按关元穴。

② 蠡沟 「疏肝理气解郁」

定位：位于小腿内侧，当足内踝尖上5寸，胫骨内侧面的中央。

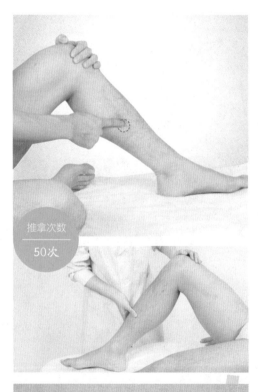

推拿次数 50次

🔥 推拿方法

用拇指指腹揉按蠡沟穴，以潮红发热为度。

③志室 「补肾益精」

定位：位于腰部，当第二腰椎棘突下，旁
开3寸。

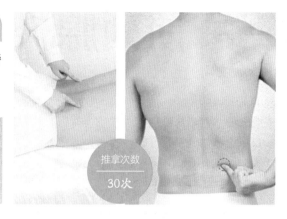

推拿方法

用手指指腹按压志室穴，分别以顺时针
方向、逆时针方向按揉。

推拿次数
30次

④肾俞 「培补肾元、益肾填精」

定位：位于腰部，当第二腰椎棘突下，旁
开1.5寸。

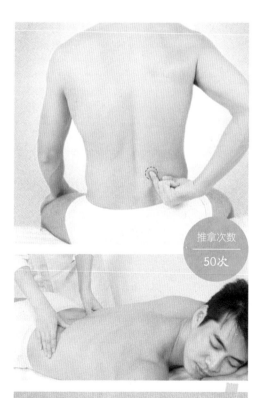

推拿次数
50次

推拿方法

先用指腹按压肾俞穴，再顺时针和
逆时针方向按揉。

⑤命门 「温和肾阳、健腰益肾」

定位：位于腰部，当后正中线上，第二腰
椎棘突下凹陷中。

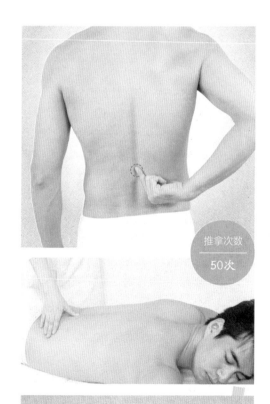

推拿次数
50次

推拿方法

用拇指指腹揉按命门穴，以皮肤潮
红、发热为度。

前列腺炎

临床症状：前列腺炎是成年男性常见病之一，是由多种复杂原因和诱因引起的前列腺的炎症。前列腺炎的临床表现具有多样化，以尿道刺激症状和慢性盆腔疼痛为主要表现。其中尿道症状为尿急、尿频、排尿时有烧灼感、排尿疼痛，可伴有排尿终末血尿或尿道脓性分泌物等。

基础治疗：中脘、水道。

随症加穴：若排尿频繁，加按膀胱俞；若下腹痛，加按足三里；若有血尿，加按血海。

①中脘 「健脾益气升阳」

定位：位于上腹部，前正中线上，当脐中上4寸。

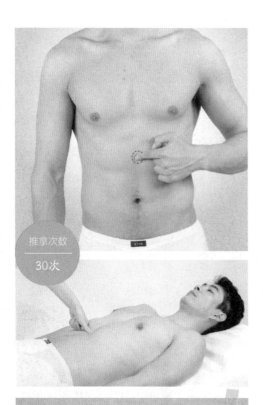

推拿次数
30次

🔥 推拿方法

半握拳，拇指伸直，将拇指放在中脘穴上，适当用力揉按。

②水道 「通利水道、祛湿」

定位：位于下腹部，当脐中下3寸，距前正中线2寸。

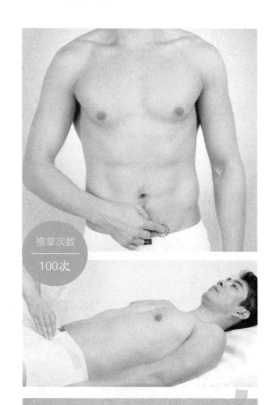

推拿次数
100次

🔥 推拿方法

四指合拢，用四指指腹点按水道穴。

阴囊潮湿

临床症状： 阴囊潮湿是指由于脾虚肾虚、药物过敏、缺乏维生素、真菌滋生等原因引起的男性阴囊糜烂、潮湿、瘙痒等症状，是一种男性特有的皮肤病。可分为急性期、亚急性期、慢性期三个过程。中医认为，风邪、湿邪、热邪、血虚、虫淫等为致病的主要原因。

基础治疗： 秩边、命门。

随症加穴： 若阴囊瘙痒，加按血海；若食欲不振，加按中脘。

---

①秩边 「疏利膀胱、泌清别浊」

定位： 位于臀部，平第四骶后孔，骶正中嵴旁开3寸。

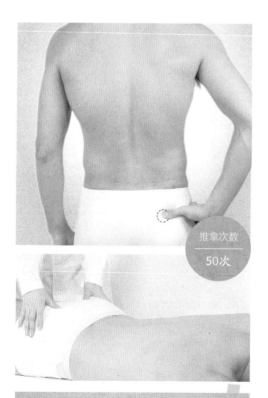

推拿次数 50次

🔥 **推拿方法**

用双手拇指指腹按揉双侧秩边穴，以局部有酸痛感为宜。

②命门 「培元固本、强健腰膝」

定位： 位于腰部，当后正中线上，第二腰椎棘突下凹陷中。

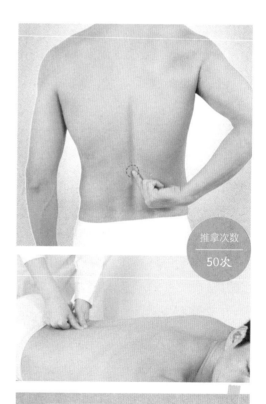

推拿次数 50次

🔥 **推拿方法**

用拇指指腹按压命门穴。

泌尿系统结石

临床症状：泌尿系统结石又称尿结石，包括肾、输尿管、膀胱、尿道结石，是因尿中形成结石晶体的盐类物质阻塞导致泌尿系统结石。结石患者应多饮水，这样可以稀释尿液，能减少尿中晶体的形成。患者应忌食菠菜、动物内脏等食物。

基础治疗：三阴交、三焦俞、关元俞、膀胱俞、夹脊。

随症加穴：若下腹痛，加按足三里；若有血尿，加按血海；若排尿刺痛，加按天枢。

---

①三阴交 「调肝脾肾 利尿通淋」

定位：位于小腿内侧，当足内踝尖上3寸，胫骨内侧缘后方。

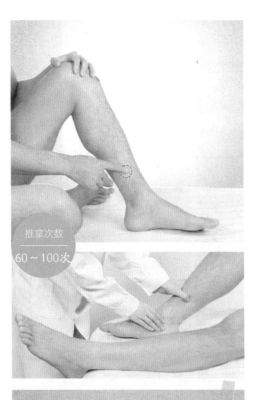

推拿次数
60～100次

🔥 推拿方法
用拇指指端按压双侧三阴交穴，可反复进行。

②三焦俞 「调三焦 利水通淋」

定位：位于腰部，当第一腰椎棘突下，旁开1.5寸。

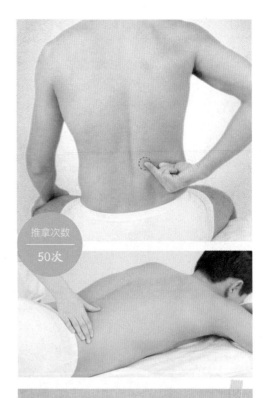

推拿次数
50次

🔥 推拿方法
用拇指端用力按压双侧三焦俞穴。

③关元俞 「强肾健腰」

定位： 位于腰部，当第五腰椎棘突下，旁开1.5寸。

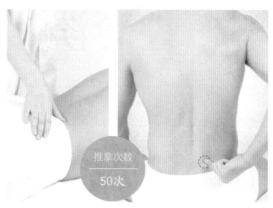

推拿次数
50次

🔥 **推拿方法**

用拇指指端用力按压关元俞穴。

④膀胱俞 「清热利湿 调气止痛」

定位： 位于骶部，当骶正中嵴旁1.5寸，平第二骶后孔。

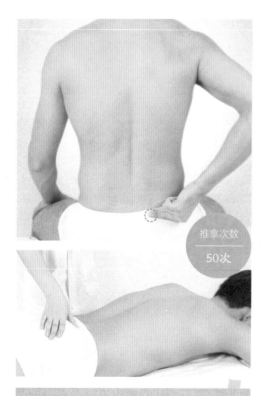

推拿次数
50次

🔥 **推拿方法**

用拇指端用力按压双侧膀胱俞穴。

⑤夹脊 「调节脏腑机能」

定位： 从第一胸椎至第五腰椎，棘突下两侧，旁开0.5寸，一侧17个穴。

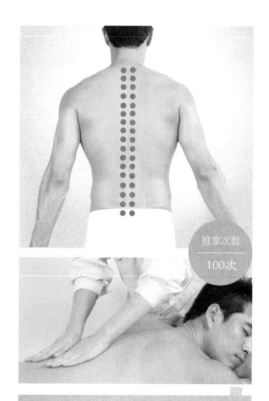

推拿次数
100次

🔥 **推拿方法**

用双手掌根自上而下推揉夹脊穴，以皮肤潮红为度。

性冷淡

临床症状：性冷淡是指由于疾病、精神、年龄等因素导致的性欲缺乏，即对性生活缺乏兴趣。性冷淡主要生理症状主要体现在：对性爱抚无反应或快感反应不足；无性爱快感或快感不足，迟钝，缺乏性高潮；性器官发育不良或性器官萎缩，老化，细胞缺水，活性不足等。心理症状主要是对性爱恐惧、厌恶及心里抵触等。

基础治疗：会阳、肾俞。

随症加穴：若五心烦热，加按太溪；若头晕头痛，加按印堂。

---

①会阳 「清热利湿 益肾固带」

定位：位于骶部，尾骨端旁开0.5寸。

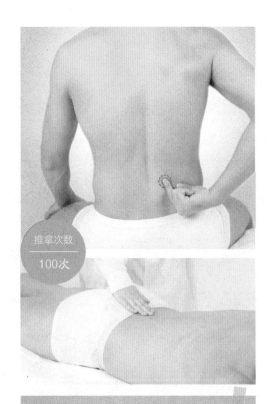

推拿次数
50次

🔥 推拿方法

用拇指紧按会阳穴，力度适中。

②肾俞 「补肾壮阳」

定位：位于腰部，当第二腰椎棘突下，旁开1.5寸。

推拿次数
100次

🔥 推拿方法

用手掌来回摩擦肾俞穴。

第7章

推拿调理内分泌及循环系统疾病

内分泌系统是一种整合性的调节机制，同时它也是机体的重要调节系统，它与神经系统相辅相成，共同调节机体的生长发育和各种代谢，维持内环境的稳定。

糖尿病·高脂血症·痛风·甲亢

水肿·中暑·肥胖症·休克

糖尿病

临床症状：糖尿病是由于血中胰岛素相对不足，导致血糖过高出现糖尿，进而引起脂肪和蛋白质代谢紊乱的常见内分泌代谢性疾病。临床上可出现多尿、烦渴、多饮、多食、消瘦等表现，持续高血糖与长期代谢紊乱等症状可导致眼、肾、心血管系统及神经系统的损害及其功能障碍或衰竭。

基础治疗：脾俞、胃俞、三焦俞、肾俞、涌泉。

随症加穴：若烦渴多饮，加按肺俞；若大便秘结，加按建里；若尿多浑浊，加按太溪。

---

①脾俞　「调理脾胃」

定位：位于背部，当第十一胸椎棘突下，旁开1.5寸。

推拿次数
150次

🔥 **推拿方法**

将拇指指腹放于脾俞穴上点揉。

②胃俞　「清胃泻火、和中养阴」

定位：位于背部，当第十二胸椎棘突下，旁开1.5寸。

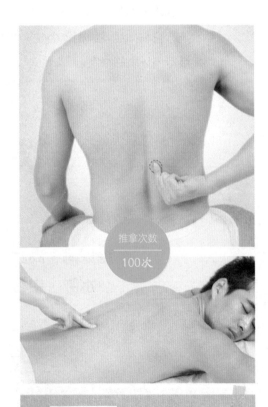

推拿次数
100次

🔥 **推拿方法**

用食指、中指点按胃俞穴，以有酸胀感为度。

③ 三焦俞 「疏调三焦气机」

定位: 位于腰部，当第一腰椎棘突下，旁开1.5寸。

🔥 **推拿方法**

将拇指指腹放于三焦俞穴上，微微用力压揉。

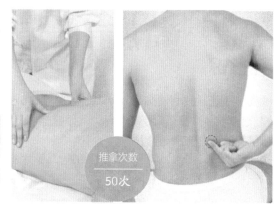

推拿次数
50次

④ 肾俞 「益肾滋阴、增液润燥」

定位: 位于腰部，当第二腰椎棘突下，旁开1.5寸。

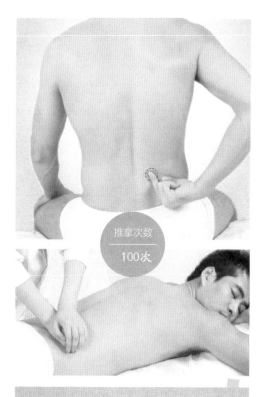

推拿次数
100次

🔥 **推拿方法**

双掌相叠放在肾俞穴上按压，力度由轻到重。

⑤ 涌泉 「滋养肾阴」

定位: 位于足底部，蜷足时足前部凹陷处，约当足底二、三趾缝纹头端与足跟连线的前1/3与后2/3交点上。

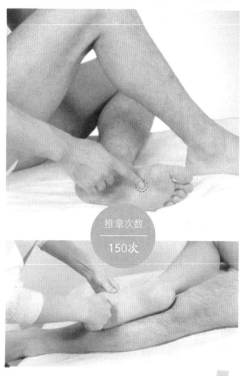

推拿次数
150次

🔥 **推拿方法**

用食指第二关节点按涌泉穴，以有酸痛感为度。

高脂血症

临床症状：血脂主要是指血清中的胆固醇和三酰甘油。无论是胆固醇含量增高，还是三酰甘油的含量增高，或是两者皆增高，统称为高脂血症。高脂血症可直接引起一些严重危害人体健康的疾病，如脑卒中、冠心病、心肌梗死等，也是导致高血压病、糖尿病的一个重要危险因素。

基础治疗：心俞、风池、中脘、曲池、内关。

随症加穴：若头晕头痛，加按太阳；若身体困重，加按脾俞；若胸闷胸痛，加按肝俞。

---

①心俞 「调理气机、调整脏腑」

定位：位于背部，当第五胸椎棘突下，旁开1.5寸。

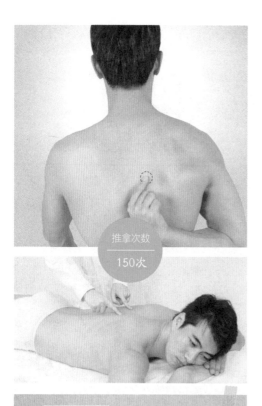

推拿次数
150次

🔥 推拿方法

以食指指腹揉按心俞穴，力度由轻而重。

②风池 「平肝熄风」

定位：位于后颈部，后头骨下，与风府齐平，胸锁乳突肌与斜方肌上端之间的凹陷处。

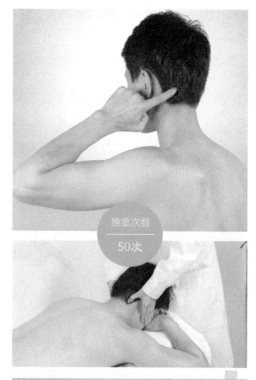

推拿次数
50次

🔥 推拿方法

将拇指指尖放于风池穴上，以适当力度揉按。

③中脘 「通利肠腑、降浊消脂」

定位：位于上腹部，前正中线上，当脐中
上4寸。

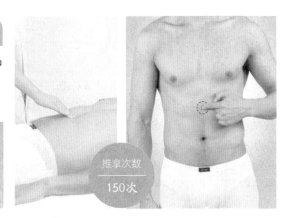

推拿次数
150次

🔥 推拿方法

将食指、中指、无名指紧并，环形
揉按中脘穴。

④曲池 「清泄阳明 理气降脂」

定位：位于肘横纹外侧端，屈肘，当尺泽
与肱骨外上髁连线中点。

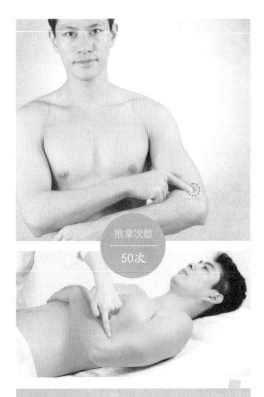

推拿次数
50次

🔥 推拿方法

将食指指尖放于曲池穴上，由轻渐
重地揉按。

⑤内关 「益气行血 化瘀通络」

定位：位于前臂掌侧，腕横纹上2寸，掌长
肌腱与桡侧腕屈肌腱之间。

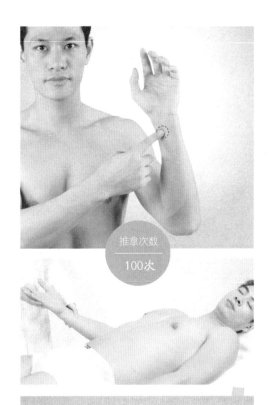

推拿次数
100次

🔥 推拿方法

用拇指指尖垂直掐按内关穴，以有
酸胀感为佳。

痛风

临床症状：痛风又称高尿酸血症，是由于人体体内嘌呤物质新陈代谢发生紊乱，导致尿酸产生过多或排出减少所引起的疾病，属于关节炎的一种。尿酸过高，尿酸盐结晶沉积在关节、软骨和肾脏中，病变常侵犯关节、肾脏等组织，易引起反复发作性炎性疾病，如急性关节炎、痛风石、尿路结石、肾绞痛等。

基础治疗：膻中、内关、复溜、昆仑、太冲。

随症加穴：若心烦失眠，加按三阴交；若头晕头痛，加按太阳。

---

①膻中 「活血通络止痛」

定位：位于胸部，当前正中线上，平第四肋间，两乳头连线的中点。

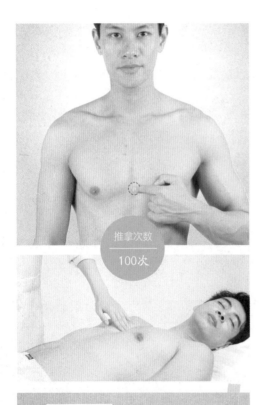

推拿次数
100次

推拿方法

将食指、中指、无名指并拢，三指指腹顺时针按揉膻中穴。

②内关 「宁心安神止痛」

定位：位于前臂掌侧，腕横纹上2寸，掌长肌腱与桡侧腕屈肌腱之间。

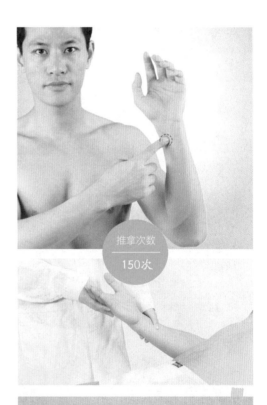

推拿次数
150次

推拿方法

将拇指指腹放于内关穴上揉按。

③复溜 「补肾滋阴、行气消肿」

定位：位于小腿内侧，太溪直上2寸，跟腱
　　　的前方。

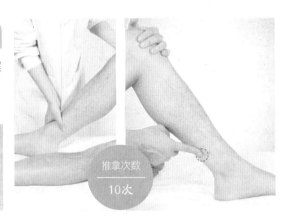

🔥 推拿方法

将拇指与食指、中指相对成钳形捏
住复溜穴，一收一放揉捏。

推拿次数
10次

④昆仑 「舒经活络止痛」

定位：位于足部外踝后方，当外踝尖与跟
　　　腱之间的凹陷处。

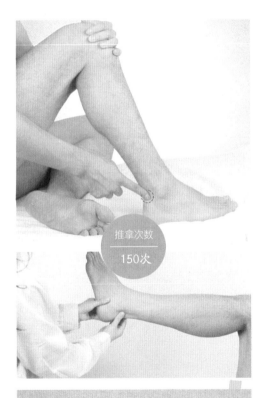

推拿次数
150次

🔥 推拿方法

将拇指、食指、中指相对成钳形，
用力捏揉昆仑穴。

⑤太冲 「清利湿热」

定位：位于足背侧，当第一跖骨间隙的后
　　　方凹陷处。

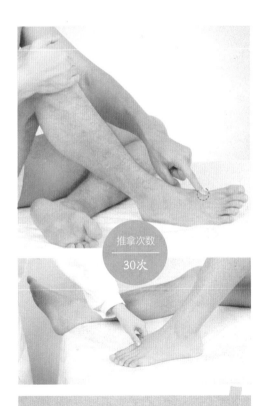

推拿次数
30次

🔥 推拿方法

用拇指指腹掐按太冲穴，以有酸胀
感为佳。

甲亢

临床症状： 甲亢也叫甲状腺功能亢进，俗称"大脖子病"。由于甲状腺激素分泌增多，造成身体功能各系统的兴奋和代谢亢进。主要临床表现为：多食、消瘦、畏热、好动、多汗、失眠、激动、易怒等高代谢征候群，由于神经和循环系统的兴奋，出现不同程度的甲状腺肿大和眼突、手颤等特征。

基础治疗： 天突、内关、神门、阳陵泉、足三里。

随症加穴： 若多食易饥，加按胃俞；若失眠多梦，加按三阴交。

---

① 天突 「疏通局部经气」

定位： 位于颈部，当前正中线上，胸骨上窝中央。

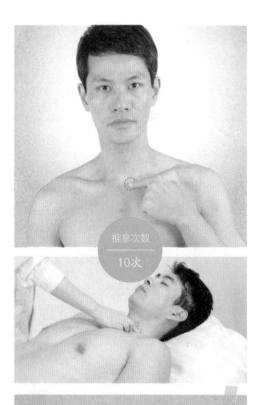

推拿次数
10次

🔥 **推拿方法**

用拇指和食指指腹着力，沿喉结两旁从上向下推抹天突穴。

② 内关 「行气活血化痰」

定位： 位于前臂掌侧，当曲泽与大陵的连线上，腕横纹上2寸，掌长肌腱与桡侧腕屈肌腱之间。

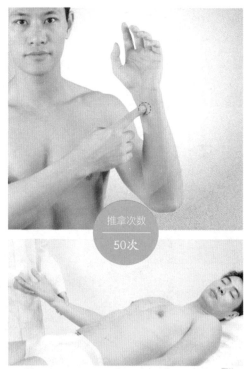

推拿次数
50次

🔥 **推拿方法**

将拇指指腹放于内关穴上揉按，其余四指附于手臂上。

③神门 「安神通络」

定位: 位于腕部，腕掌侧横纹尺侧端，尺侧腕屈肌腱的桡侧凹陷处。

🔥推拿方法

将拇指放于神门穴上，其食指顶于掌面，由轻渐重地掐揉。

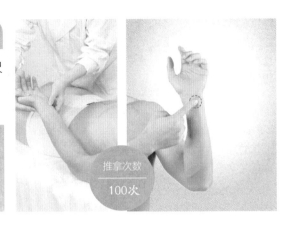

推拿次数
100次

④阳陵泉 「清热化湿 活血祛瘀」

定位: 位于小腿外侧，当腓骨头前下方凹陷处。

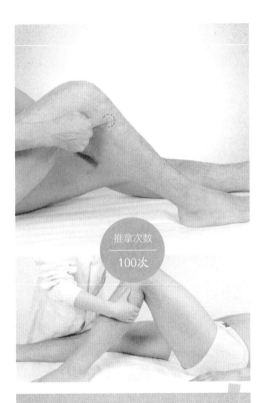

推拿次数
100次

🔥推拿方法

用拇指指腹按揉阳陵泉穴，来回揉按，以有酸胀感为度。

⑤足三里 「运脾化痰消瘿」

定位: 位于小腿前外侧，当犊鼻下3寸，距胫骨前缘一横指（中指）。

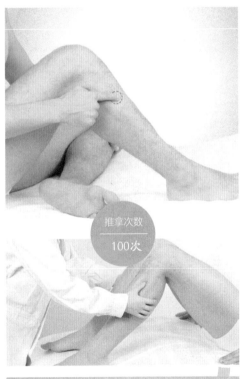

推拿次数
100次

🔥推拿方法

用拇指指腹按揉足三里穴。

水肿

临床症状： 水肿是指血管外的组织间隙中有过多的体液积聚，为临床常见症状之一。水肿是全身出现气化功能障碍的一种表现，与肺、脾、肾、三焦密切相关，常见于肾炎、肺心病、肝硬化、营养障碍及内分泌失调等疾病。

基础治疗： 水分、阴陵泉、三焦俞、复溜、阴谷。

随症加穴： 若腹胀，加按天枢；若四肢肿胀，加按委中；若心悸，加按内关。

---

① 水分 「通利水道、利尿行水」

定位： 位于上腹部，前正中线上，当脐中上1寸。

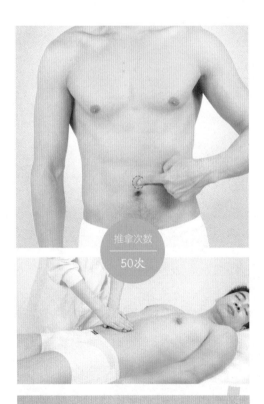

推拿次数
50次

🔥 推拿方法

双掌重叠，以水分穴为圆心，在中腹、下腹部，顺时针摩动。

② 阴陵泉 「健脾渗湿利尿」

定位： 位于小腿内侧，当胫骨内侧髁后下方凹陷处。

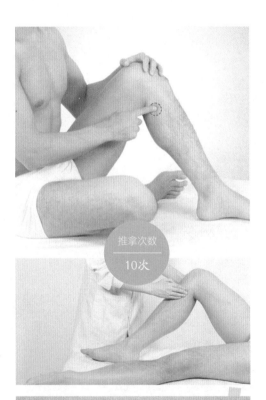

推拿次数
10次

🔥 推拿方法

将除拇指外的四指并拢，放于阴陵泉穴上按揉。

③三焦俞 「温阳化气、利水消肿」

定位：位于腰部，当第一腰椎棘突下，旁
　　　开1.5寸。

🔥 推拿方法

将拇指指腹放于三焦俞穴上，微微
用力压揉。

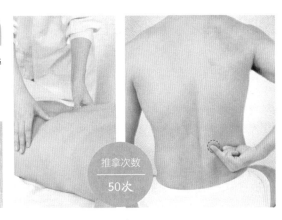

推拿次数

50次

④复溜 「补肾益阴、温阳利水」

定位：位于小腿内侧，太溪直上2寸，跟腱
　　　的前方。

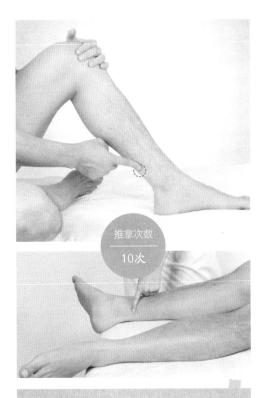

推拿次数

10次

🔥 推拿方法

用食指指腹来回推按复溜穴，要由
轻到重，再由重到轻。

⑤阴谷 「温阳益肾、化气行水」

定位：位于腘窝内侧，屈膝时，当半腱肌
　　　肌腱与半膜肌肌腱之间。

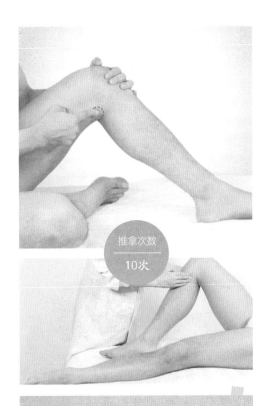

推拿次数

10次

🔥 推拿方法

将除拇指外的四指并拢，放于阴谷
穴上按揉。

中暑

临床症状：中暑指长时间在高温和热辐射的作用下，机体出现以体温调节障碍，水、电解质代谢紊乱及神经系统与循环系统障碍为主要表现的急性疾病。主要症状有头晕、口渴、多汗、发热、呕吐、胸闷、四肢无力酸软、脉搏细速，重症者有头痛剧烈、昏厥、昏迷、痉挛等症状。

基础治疗：百会、曲池。

随症加穴：若头晕头痛，加按太阳；若呕吐，加按中脘；若神志昏迷，加按水沟。

---

①百会 「醒脑开窍、通阳泄热」

定位：位于头部，当前发际正中直上5寸，或两耳尖连线的中点处。

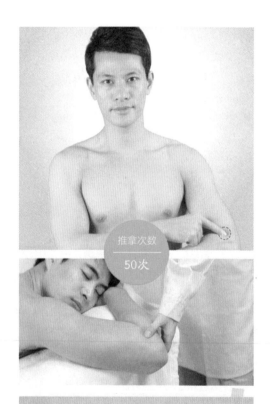

推拿次数
30次

🔥 推拿方法

将拇指指腹放于百会穴上，适当用力压揉。

②曲池 「清热和营、解暑」

定位：位于肘横纹外侧端，屈肘，当尺泽与肱骨外上髁连线中点。

推拿次数
50次

🔥 推拿方法

将拇指指尖放于曲池穴上，由轻渐重地揉按。

肥胖症

临床症状：肥胖是指一定程度的明显超重与脂肪层过厚，是体内脂肪尤其是三酰甘油积聚过多而导致的一种状态。当体脂增加使体重超过标准体重20%或体重指数（BMI）大于24时，即称为肥胖症。肥胖严重者容易引起高血压病、高脂血症、脂肪肝、睡眠呼吸暂停等疾病。

基础治疗：中脘、丰隆。

随症加穴：若心悸，加按内关；若倦怠乏力，加按气海；若四肢不温，加按关元。

---

①中脘 「调理肠胃、降浊消脂」

定位：位于上腹部，前正中线上，当脐中上4寸。

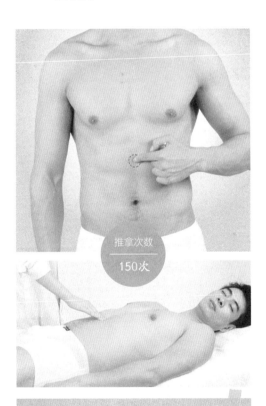

推拿次数
150次

🔥 推拿方法

将食指、中指、无名指紧并，环形揉按中脘穴。

②丰隆 「祛湿化痰、消脂降浊」

定位：位于外踝尖上8寸，条口外，距胫骨前缘二横指（中指）。

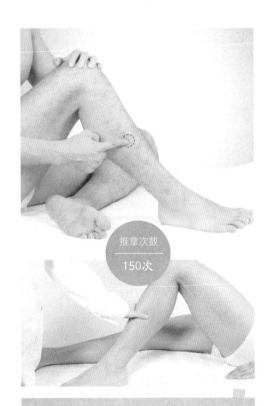

推拿次数
150次

🔥 推拿方法

用拇指指腹揉按丰隆穴，力度适中。

休克

临床症状：休克是指由于机体出现各种严重致病因素引起急性循环血量不足，导致的以神经与急性循环障碍失调为主的临床综合征。这些致病因素包括大出血、创伤、中毒、烧伤、窒息、感染、过敏、心脏泵功能衰竭等。

基础治疗：水沟、中冲。

随症加穴：若四肢不温，加按关元；若四肢抽搐，加按阳陵泉。

---

① 水沟 「醒神开窍要穴」

定位：位于面部，当人中沟的上1/3与中1/3交点处。

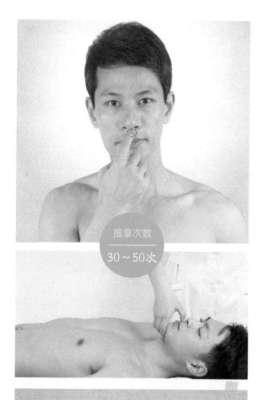

推拿次数
30～50次

🔥 推拿方法

用拇指指腹掐按水沟（人中）穴，此为急救穴。

② 中冲 「苏厥开窍、清心泄热」

定位：位于手中指末节尖端中央。

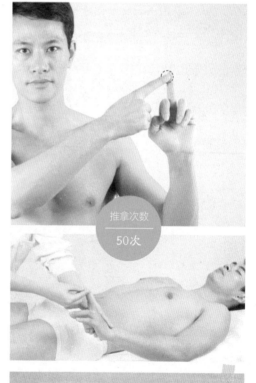

推拿次数
50次

🔥 推拿方法

用拇指指尖用力掐按中冲穴。

第8章

妇产科疾病不用愁，推拿解您忧

妇产科疾病主要发生在阴道、子宫、卵巢、乳房、输卵管等器官。其多是由于脏腑功能失调、气血失和、精神因素和各种不良生活习惯等引起。经常按摩刺激穴位可以有效防治各种妇产科疾病。

月经不调·痛经·闭经·崩漏·带下病·慢性盆腔炎·不孕症
妊娠呕吐·产后腹痛·产后缺乳·更年期综合征·阴道炎
乳房肿块·产后尿潴留

月经不调

临床症状：月经是机体由于受垂体前叶及卵巢内分泌激素的调节而呈现的有规律的周期性子宫内膜脱落现象。月经不调是指月经的周期、经色、经量、经质发生了改变。如垂体前叶或卵巢功能异常，就会发生月经不调。中医认为本病多由肾虚而致冲任功能失调，或肝不藏血、脾虚不能生血等造成。

基础治疗：八髎、气海、阴包、血海、阴陵泉。

随症加穴：若气虚，加按足三里；若血虚，加按脾俞；若肾虚，加按肾俞。

---

① 八髎 「调经活血 理气止痛」

定位： 位于骶椎，左右共8个穴位，分别在第一、第二、第三、第四骶后孔中。

推拿次数
150次

🔥 推拿方法

双掌相叠揉按八髎穴，操作时按压的力量要由轻而重。

② 气海 「培补元气 健脾益肾」

定位： 位于下腹部，前正中线上，当脐中下1.5寸。

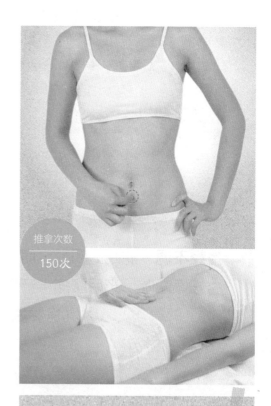

推拿次数
150次

🔥 推拿方法

以气海穴为圆心，单掌以顺时针方向环形摩腹。

③阴包 「有止痛、调经的作用」

定位： 位于大腿内侧，当股骨内上髁上4寸，股内肌与缝匠肌之间。

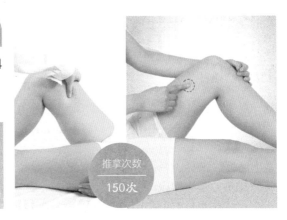

♨ 推拿方法

将拇指与食指、中指相对成钳形捏住阴包穴，一收一放揉捏。

推拿次数
150次

④血海 「调经统血、健脾和胃」

定位： 屈膝，位于大腿内侧，髌底内侧端上2寸，当股四头肌内侧头的隆起处。

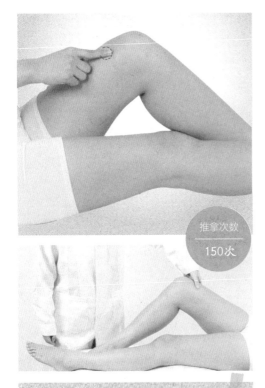

推拿次数
150次

♨ 推拿方法

将拇指与食指、中指相对成钳形捏住血海穴，一收一放揉捏。

⑤阴陵泉 「具有益肾调经的作用」

定位： 位于小腿内侧，当胫骨内侧髁后下方凹陷处。

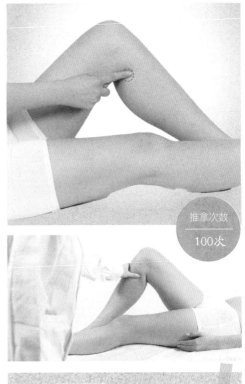

推拿次数
100次

♨ 推拿方法

用拇指指腹揉按阴陵泉穴，以皮肤潮红、发热为度。

痛经

临床症状： 痛经是指妇女在月经前后或经期，出现下腹部或腰骶部剧烈疼痛，严重时伴有恶心、呕吐、腹泻，甚则昏厥。其发病原因常与精神因素、内分泌及生殖系统局部病变有关。中医认为本病多因情志郁结，或经期受寒饮冷，以致经血滞于胞宫引起疼痛。

基础治疗： 关元、肾俞、八髎、气海、三阴交。

随症加穴： 若小腹胀满，加按水道；若头晕，加按合谷；若少腹痛，加按天枢。

---

①关元 「调理冲任、活血化瘀」

定位： 位于下腹部，前正中线上，当脐中下3寸。

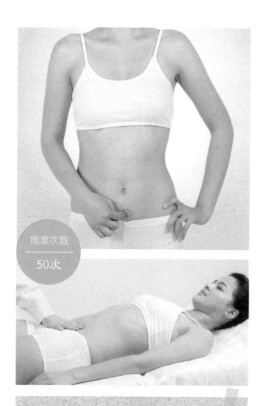

推拿次数
50次

🔥 推拿方法

将手掌紧贴在关元穴上，以顺时针方向揉动。

②肾俞 「调补肾气」

定位： 位于腰部，当第二腰椎棘突下，旁开1.5寸。

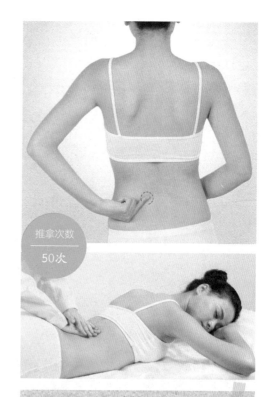

推拿次数
50次

🔥 推拿方法

两手掌相叠在肾俞穴上用力向下按压，按压的力量由轻至重。

③八髎 「调节人体气血」

定位： 位于骶椎，左右共8个穴位，分别在第一、第二、第三、第四骶后孔中。

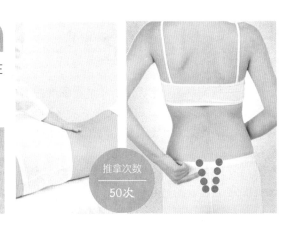

推拿次数
50次

🔥 **推拿方法**

用手掌在骶部八髎穴来回摩擦，以透热为度。

④气海 「益气助阳 温经止痛」

定位： 位于下腹部，前正中线上，当脐中下1.5寸。

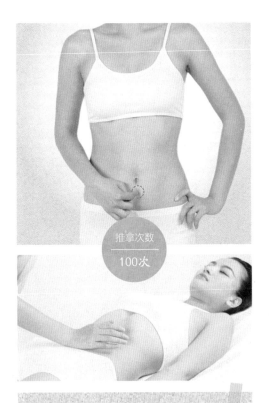

推拿次数
100次

🔥 **推拿方法**

用手掌掌根揉按气海穴，力度由轻而重。

⑤三阴交 「调补肝肾、行气活血」

定位： 位于小腿内侧，当足内踝尖上3寸，胫骨内侧缘后方。

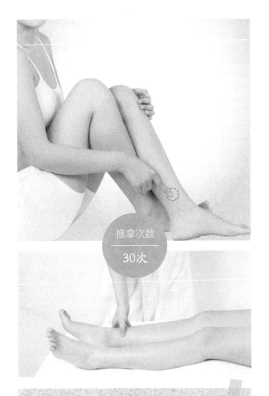

推拿次数
30次

🔥 **推拿方法**

将拇指指腹放在三阴交穴上，适当用力揉按，双下肢交替进行。

闭经

临床症状：闭经是指妇女应有月经而超过一定时限仍未来潮。正常女子一般14岁前后月经来潮，凡超过18岁未来潮，称原发性闭经。月经周期建立后，又停经6个月以上，称继发性闭经。多为内分泌系统的月经调节功能失常、子宫因素以及全身性疾病所致。

基础治疗：关元、血海、三阴交、肾俞、命门。

随症加穴：若月经超龄未至，加按肝俞；若小腹胀痛拒按，加按太冲。

---

①关元 「培元固本 调理冲任」

定位： 位于下腹部，前正中线上，当脐中下3寸。

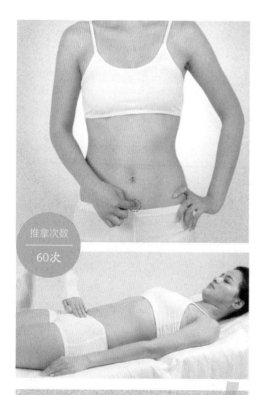

推拿次数
60次

🔥 推拿方法

用四指指腹在关元穴上用力向下按压，一按一松为1次。

②血海 「健脾养胃、化生气血」

定位： 屈膝，位于大腿内侧，髌底内侧端上2寸，当股四头肌内侧头的隆起处。

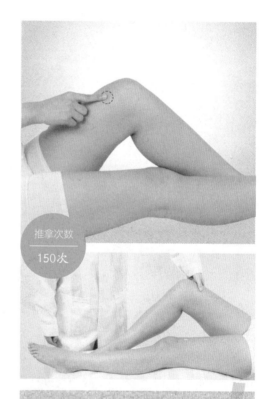

推拿次数
150次

🔥 推拿方法

用拇指指腹按揉血海穴，以皮肤潮红、发热为度。

③三阴交「健脾和胃、兼调肝肾」

定位: 位于小腿内侧,当足内踝尖上3寸,胫骨内侧缘后方。

🔥 推拿方法

用拇指指腹按压三阴交穴,以潮红发热为度。

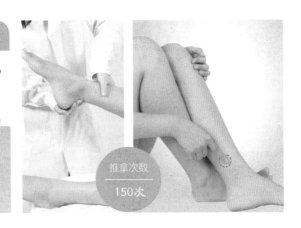

推拿次数

150次

④肾俞 「补益肾气、以充经血」

定位: 位于腰部,当第二腰椎棘突下,旁开1.5寸。

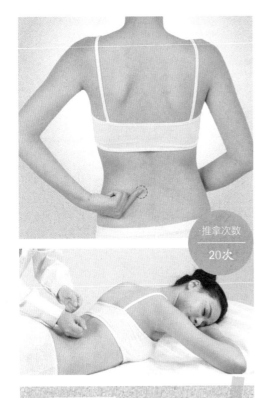

推拿次数

20次

🔥 推拿方法

双手握拳,对准腰部的肾俞穴进行叩击。

⑤命门 「温经散寒、祛湿行滞」

定位: 位于腰部,当后正中线上,第二腰椎棘突下凹陷中。

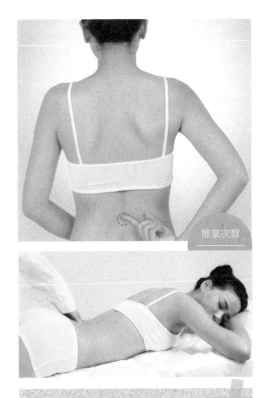

推拿次数

🔥 推拿方法

用拇指指腹点按命门穴,以皮肤潮红、发热为度。

崩漏

临床症状： 崩漏是指妇女非周期性子宫出血，发病急骤。暴下如注，大量出血者为"崩"；病势缓，出血量少，淋漓不绝者为"漏"。崩与漏虽出血情况不同，但在发病过程中两者常互相转化，如崩血量渐少，可能转化为漏，漏势发展又可能变为崩，故临床多以"崩漏"并称。

基础治疗： 关元、曲池、三阴交、太冲、命门。

随症加穴： 若经血量多，加按行间。

---

① 关元 「调冲任 理经血」

定位： 位于下腹部，前正中线上，当脐中下3寸。

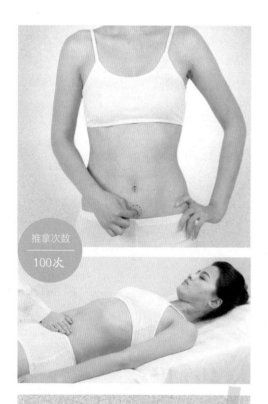

推拿次数

100次

🔥 推拿方法

用大鱼际按压在关元穴上，以顺时针方向揉按。

② 曲池 「清热和营、降逆活络」

定位： 位于肘横纹外侧端，屈肘，当尺泽与肱骨外上髁连线中点。

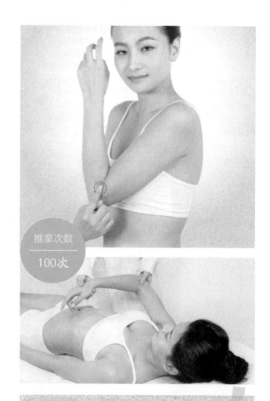

推拿次数

100次

🔥 推拿方法

用拇指指腹按压在曲池穴上按揉，其余四指附于肘部。

③三阴交 「健脾和胃、兼调肝肾」

定位： 位于小腿内侧，当足内踝尖上3寸，胫骨内侧缘后方。

🔥 **推拿方法**

用拇指指腹按压三阴交穴，以皮肤潮红、发热为度。

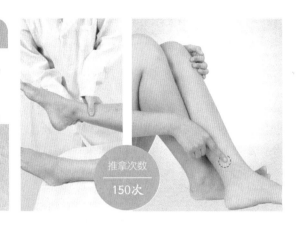

推拿次数
150次

④太冲 「平肝理血、清利下焦」

定位： 位于足背侧，当第一跖骨间隙的后方凹陷处。

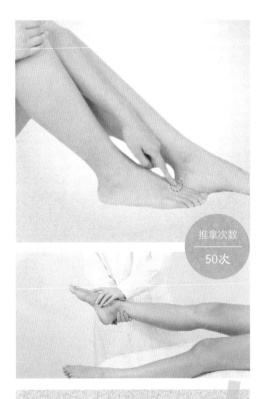

推拿次数
50次

🔥 **推拿方法**

用食指指腹推按太冲穴，先由轻到重，再由重到轻。

⑤命门 「温和肾阳、健腰益肾」

定位： 位于腰部，当后正中线上，第二腰椎棘突下凹陷处。

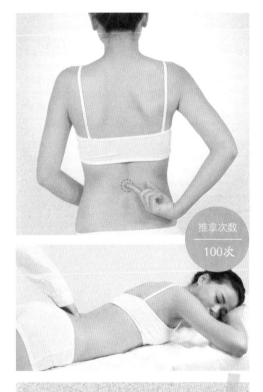

推拿次数
100次

🔥 **推拿方法**

用拇指指腹点按命门穴，以皮肤潮红、发热为度。

带下病

临床症状：带下病指阴道分泌或多或少的白色分泌物，有臭味及异味，色泽异常，常与生殖系统局部炎症、肿瘤或身体虚弱等因素有关。中医学认为本病多因湿热下注或气血亏虚，致带脉失约、冲任失调所致。

基础治疗：白环俞、天枢、阴陵泉、八髎、肾俞。

随症加穴：若带下量多，色黄黏稠，加按中极；若带下量多，色白质稀，加按脾俞。

---

①白环俞「利湿止带」

定位：位于骶部，当骶正中嵴旁1.5寸，平第四骶后孔。

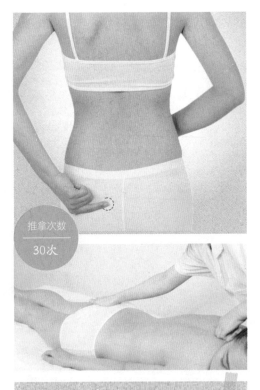

推拿次数
30次

🔥 推拿方法

用手掌自上而下推拿白环俞穴。

②天枢 「调理胃肠、消炎止带」

定位：位于腹中部，距脐中2寸。

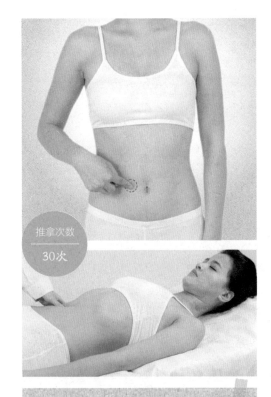

推拿次数
30次

🔥 推拿方法

用拇指揉按天枢穴，以皮肤潮红、发热为度。

③阴陵泉 「具有益肾调经的作用」

定位： 位于小腿内侧，当胫骨内侧髁后下方凹陷处。

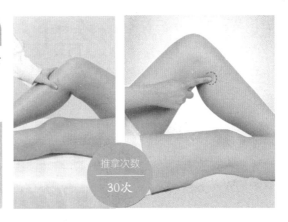

推拿次数
30次

🔥 **推 拿 方 法**

用拇指指腹按揉阴陵泉穴，以有酸胀感为度。

④八髎 「清利下焦湿热」

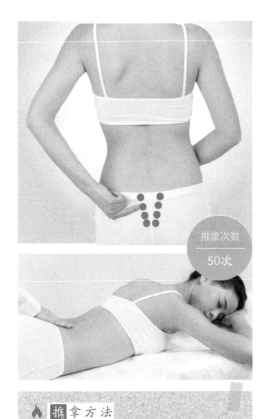

推拿次数
50次

🔥 **推 拿 方 法**

用手掌在骶部八髎穴来回摩擦，以透热为度。

⑤肾俞 「补肾壮阳 补血止带」

定位： 位于腰部，当第二腰椎棘突下，旁开1.5寸。

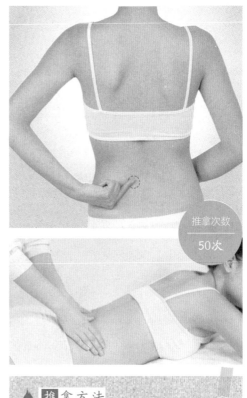

推拿次数
50次

🔥 **推 拿 方 法**

用双手拇指指腹按揉肾俞穴，力度适中。

慢性盆腔炎

临床症状： 慢性盆腔炎指的是女性内生殖器官、周围结缔组织及盆腔腹膜发生的慢性炎症。该病会反复发作，经久不愈。常因急性炎症治疗不彻底或因患者体质差，病情复发所致。临床表现主要有下腹坠痛或腰骶部酸痛拒按，伴有低热、白带多、月经多、不孕等。

基础治疗： 肾俞、中脘、关元、外关、三阴交。

随症加穴： 若带下量多腥臭，加按阴陵泉；若小腹胀痛而硬，加按膈俞。

---

① 肾俞 「补益肾气」

定位： 位于腰部，当第二腰椎棘突下，旁开1.5寸。

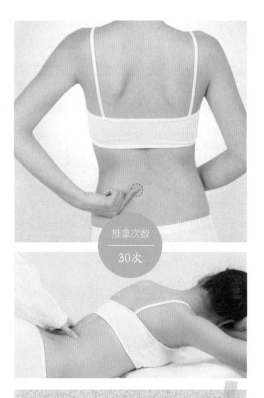

推拿次数
30次

🔥 **推拿方法**

将拇指指腹按在肾俞穴上按揉，其余四指附在腰部。

② 中脘 「健脾化湿」

定位： 位于上腹部，前正中线上，当脐中上4寸。

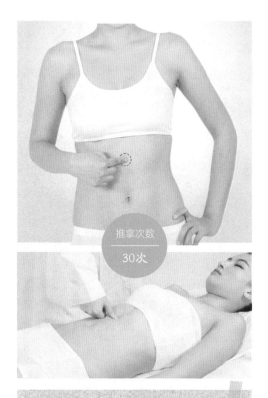

推拿次数
30次

🔥 **推拿方法**

半握拳，拇指伸直，将拇指放在中脘穴上，适当用力揉按。

③关元 「调理冲任、理气活血」

定位： 位于下腹部，前正中线上，当脐中下3寸。

🔥 **推拿方法**

双手相叠，用掌心轻揉关元穴，以腹部有温热感为度。

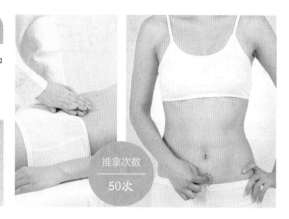

推拿次数
50次

④外关 「清热利湿、通经活络」

定位： 位于前臂背侧，当阳池与肘尖的连线上，腕背横纹上2寸，尺骨与桡骨之间。

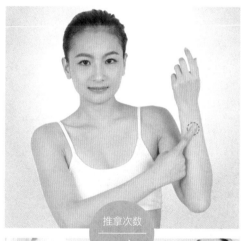

推拿次数
30次

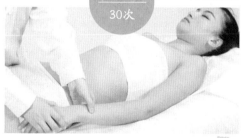

🔥 **推拿方法**

将拇指指腹按在外关穴上揉按。

⑤三阴交 「健脾利湿、兼调肝肾」

定位： 位于小腿内侧，当足内踝尖上3寸，胫骨内侧缘后方。

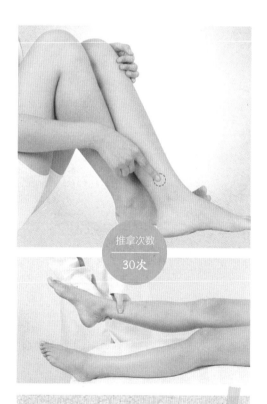

推拿次数
30次

🔥 **推拿方法**

将拇指指腹放在三阴交穴上，用力揉按，双下肢交替进行。

不孕症

临床症状：不孕症是指夫妇同居而未避孕，经过较长时间不怀孕者。临床上分原发性不孕和继发性不孕两种。同居3年以上未受孕者，称原发性不孕；婚后曾有过妊娠，相距3年以上未受孕者，称继发性不孕。不孕是由很多因素引起的，多由于流产、妇科疾病、压力大和减肥等引起。

基础治疗：神阙、关元、子宫、肾俞、八髎。

随症加穴：若月经推后，加按血海；若月经量少，形体肥胖，加按丰隆。

① 神阙 「补益肾阳、暖宫散寒」

定位：位于腹中部，脐中央。

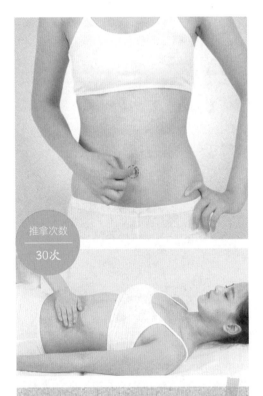

推拿次数
30次

🔥 推拿方法

用掌心在神阙穴上用力向下按压。

② 关元 「调和冲任、温暖胞宫」

定位：位于下腹部，前正中线上，当脐中下3寸。

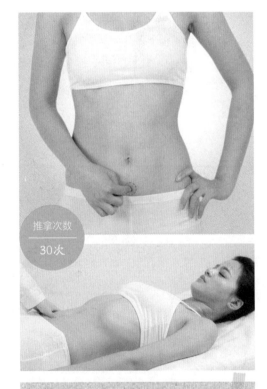

推拿次数
30次

🔥 推拿方法

将拇指着附于关元穴上，以顺时针的方向揉按。

③子宫 「治疗不孕症经验效穴」

定位： 位于下腹部，当脐中下4寸，中极旁
开3寸。

🔥 推拿方法

用双手拇指在子宫穴区域上用力向
下压按。

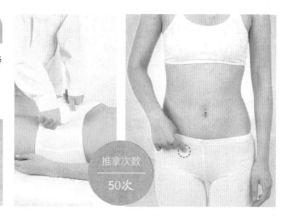

推拿次数
50次

④肾俞 「补肾壮阳 暖宫散寒」

定位： 位于腰部，当第二腰椎棘突下，旁
开1.5寸。

⑤八髎 「行气活血 调经助孕」

定位： 位于骶椎，左右共8个穴位，分别在
第一、第二、第三、第四骶后孔中。

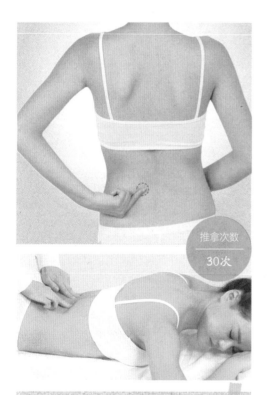

推拿次数
30次

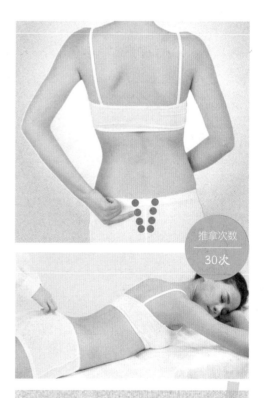

推拿次数
30次

🔥 推拿方法

用中指和食指点压在肾俞穴上，以
顺时针的方向匀速揉按。

🔥 推拿方法

用中指和食指点压在八髎穴上，以
顺时针的方向匀速揉按。

妊娠呕吐

临床症状： 妊娠呕吐是指怀孕后2～3个月出现的恶心、呕吐症状。多因早孕时绒毛膜促性腺素功能旺盛，使胃酸减少、胃蠕动减弱、自主神经系统功能紊乱、副交感神经兴奋过强所致。临床主要表现为恶心、呕吐、择食等，伴有全身乏力、精神萎靡、心悸气促、身体消瘦等。

基础治疗： 缺盆、中脘、足三里、公孙、太冲。

随症加穴： 若呕吐酸腐，加按天枢；若呕吐清水痰涎，加按丰隆。

---

①缺盆 「宽胸利膈、降逆止呕」

定位： 位于锁骨上窝中央，距前正中线4寸。

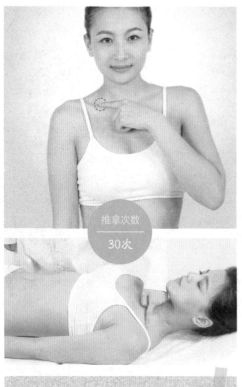

推拿次数
30次

🔥 **推拿方法**

用食指指腹在缺盆穴上用力向下按压。

②中脘 「通调腑气、和胃降逆」

定位： 位于上腹部，前正中线上，当脐中上4寸。

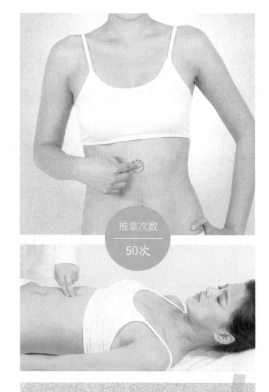

推拿次数
50次

🔥 **推拿方法**

用食指、中指指腹揉按中脘穴，以皮肤潮红、发热为度。

③足三里 「平肝和胃、理气降逆」

定位： 位于小腿前外侧，当犊鼻下3寸，距
胫骨前缘一横指（中指）。

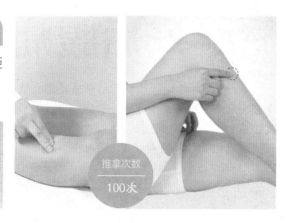

推拿次数
100次

🔥 **推拿方法**

将食指、中指并拢，用两指指尖点
在足三里穴上，用力向下按压。

④公孙 「健脾化湿、和胃降逆」

定位： 位于足内侧缘，当第一跖骨基底的
前下方。

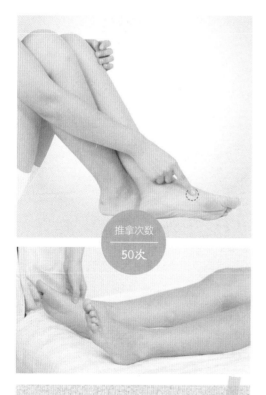

推拿次数
50次

🔥 **推拿方法**

用拇指指腹按揉公孙穴，力度适中。

⑤太冲 「舒肝理气、平降冲逆」

定位： 位于足背侧，当第一跖骨间隙的后
方凹陷处。

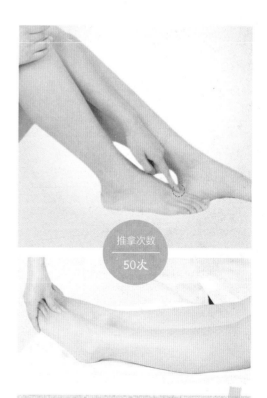

推拿次数
50次

🔥 **推拿方法**

用拇指指腹按揉太冲穴，力度适中。

产后腹痛

临床症状：产后腹痛是指女性分娩后出现的以下腹部疼痛为主的症状，属于分娩后的一种正常现象，一般疼痛持续2～3天，多则一周以内消失。若超过一周连续出现腹痛，伴有恶露增多，有血块、臭味等，则预示为盆腔内有炎症。

基础治疗：命门、肾俞、膈俞、关元、三阴交。

随症加穴：若小腹隐痛，加按神阙；若恶露色紫暗有块，加按血海。

---

①命门　「温和肾阳、化瘀止痛」

定位： 位于腰部，当后正中线上，第二腰椎棘突下凹陷中。

推拿次数
50次

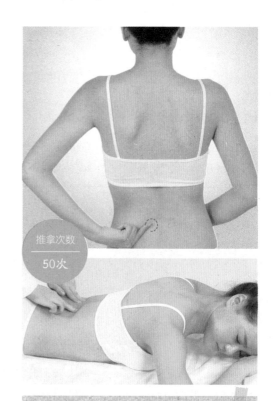

🔥 推拿方法

将食指、中指、无名指紧并，来回推揉命门穴。

②肾俞　「补益肾气、行气止痛」

定位： 位于腰部，当第二腰椎棘突下，旁开1.5寸。

推拿次数
50次

🔥 推拿方法

用中指和食指点压在肾俞穴上，以顺时针的方向匀速揉按。

③膈俞 「理气活血、化瘀止痛」

定位： 位于背部，当第七胸椎棘突下，旁
开1.5寸。

🔥 推拿方法

食指、中指紧并，以顺时针方向揉
按膈俞穴。

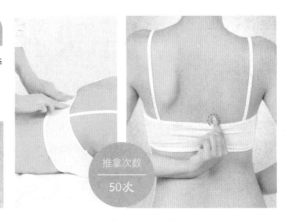

推拿次数
50次

④关元 「调理冲任」

定位： 位于下腹部，前正中线上，当脐中
下3寸。

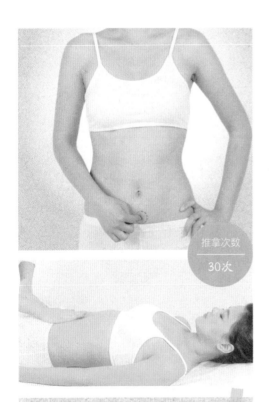

推拿次数
30次

🔥 推拿方法

将掌心搓热，迅速覆盖在关元穴上
来回摩擦，以皮肤潮红为度。

⑤三阴交 「理血调经要穴」

定位： 位于小腿内侧，当足内踝尖上3寸，
胫骨内侧缘后方。

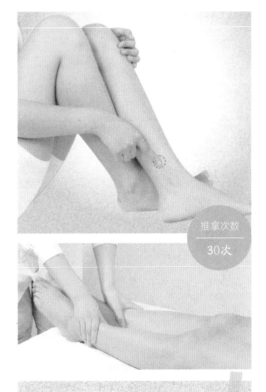

推拿次数
30次

🔥 推拿方法

将两手拇指指腹放在两侧三阴交穴
上，用力揉按。

产后缺乳

产后缺乳是指产后乳汁分泌量少，不能满足婴儿需要的一种症状。乳汁的分泌与乳母的精神状态、情绪、营养状况和休息情况都有关系。中医认为本病多因素体虚弱或产期失血过多，以致气血亏虚，乳汁化源不足，或情志失调、气机不畅、乳汁壅滞不行所致。

基础治疗： 乳根、膻中、中脘、少泽、足三里。

随症加穴： 若乳汁甚少，加按血海；若乳汁清稀，加按膈俞；若乳少浓稠，加按太冲。

---

①乳根 「行气活血 通畅乳络」

定位： 位于胸部，当乳头直下，乳房根部，第五肋间隙，距前正中线4寸。

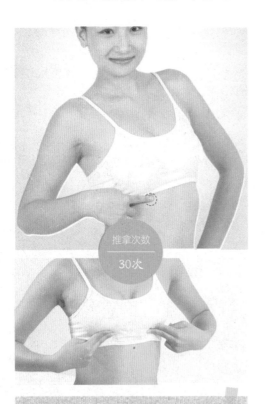

推拿次数
30次

🔥 **推拿方法**

将食指、中指点在乳根穴上，以顺时针方向揉按。

②膻中 「益气养血 开郁通乳」

定位： 位于胸部，当前正中线上，平第四肋间，两乳头连线的中点。

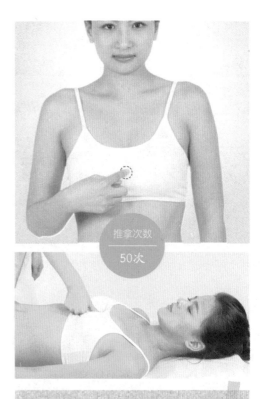

推拿次数
50次

🔥 **推拿方法**

用拇指指腹点按在膻中穴上，分别以顺时针方向、逆时针方向揉按。

③中脘 「健脾和胃、化生乳汁」

定位： 位于上腹部，前正中线上，当脐中上4寸。

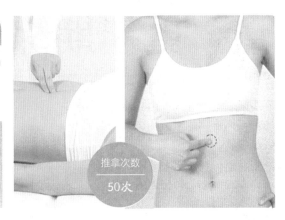

🔥 **推拿方法**

用食指、中指按在中脘穴上，分别以顺时针方向、逆时针方向揉按。

推拿次数
50次

④少泽 「清热利咽、通乳开窍」

定位： 位于手小指末节尺侧，距指甲角0.1寸（指寸）。

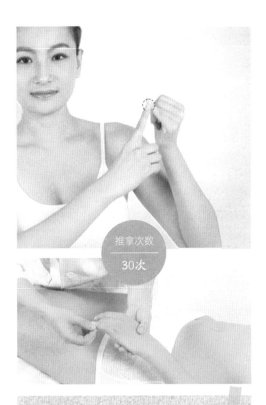

推拿次数
30次

🔥 **推拿方法**

用拇指和食指、中指相对，夹提少泽穴，交替捻动。

⑤足三里 「补益气血 化生乳汁」

定位： 位于小腿前外侧，当犊鼻下3寸，距胫骨前缘一横指（中指）。

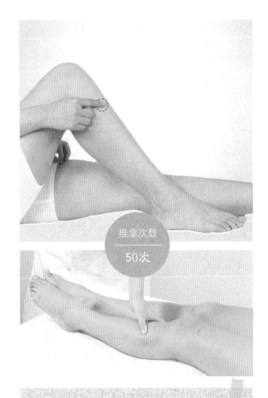

推拿次数
50次

🔥 **推拿方法**

以拇指指端点按在足三里穴位上，以顺时针的方向揉按。

更年期综合征

临床症状：更年期综合征是指女性从生育期向老年期过渡期间，因卵巢功能逐渐衰退，导致人体雌激素分泌量减少，从而引起自主神经功能失调，以代谢障碍为主的一系列疾病。主要临床表现有月经紊乱、不规则，伴潮热、心悸、胸闷、烦躁不安、失眠等症状。

基础治疗：中脘、建里、肝俞、脾俞、肾俞。

随症加穴：若心悸怔忡，加按心俞；若头晕目眩，加按风池；若头昏脑胀，加按太阳。

①中脘 「健脾益气和胃」

定位：位于上腹部，前正中线上，当脐中上4寸。

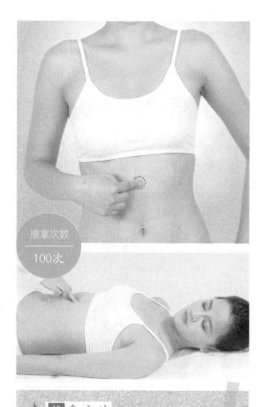

推拿次数
100次

🔥 **推拿方法**

用中指指腹点揉中脘穴。

②建里 「和胃健脾」

定位：位于上腹部，前正中线上，当脐中上3寸。

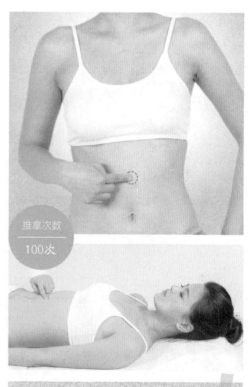

推拿次数
100次

🔥 **推拿方法**

用食指指腹点揉建里穴。

③肝俞 「疏肝理气、育阴潜阳」

定位： 位于背部，当第九胸椎棘突下，旁开1.5寸。

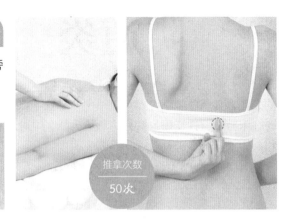

🔥 **推拿方法**

用手掌根部用力推揉肝俞穴，反复推揉，以局部有酸胀感为度。

④脾俞 「健脾和胃」

定位： 位于背部，当第十一胸椎棘突下，旁开1.5寸。

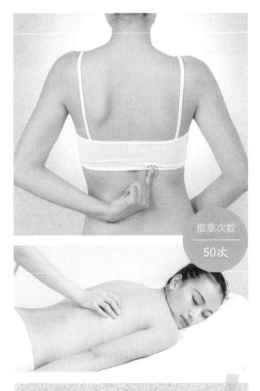

🔥 **推拿方法**

用手掌根部用力推揉脾俞穴，反复推揉，以局部有酸胀感为度。

⑤肾俞 「补益肾气、强健腰膝」

定位： 位于腰部，当第二腰椎棘突下，旁开1.5寸。

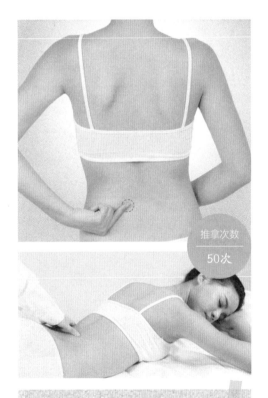

🔥 **推拿方法**

用拇指指腹推揉肾俞穴，反复推揉，以局部有酸胀感为度。

阴道炎

临床症状： 阴道炎是一种常见的妇科疾病，是阴道黏膜及黏膜下结缔组织的炎症，各个年龄阶段都可以罹患。临床上以白带的性状发生改变以及外阴瘙痒灼痛为主要临床特点，性交痛也常见，感染累及尿道时，可有尿痛、尿急等症状。中医论证，长期用药用玫瑰泡水喝可缓解阴道炎症状。

基础治疗： 中极、冲门、三阴交、太溪、下髎。

随症加穴： 若阴道瘙痒，加按血海；若阴道出血，加按行间。

---

①中极 「清利下焦湿热」

定位： 位于下腹部，前正中线上，当脐中下4寸。

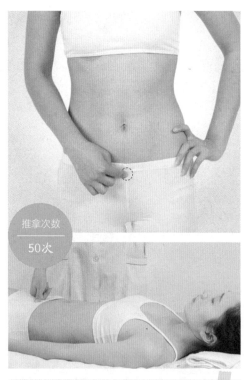

推拿次数
50次

🔥 推拿方法

用拇指指腹顺时针按揉中极穴。

②冲门 「健脾化湿」

定位： 位于腹股沟外侧，距耻骨联合上缘中点3.5寸，当髂外动脉搏动处的外侧。

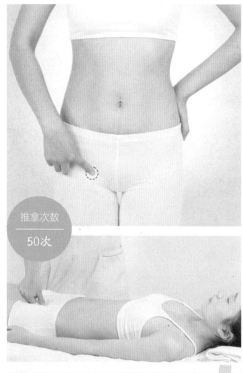

推拿次数
50次

🔥 推拿方法

用拇指指腹顺时针按揉冲门穴，以有酸胀感为度。

③三阴交「健脾利湿 兼调肝肾」

定位： 位于小腿内侧，当足内踝尖上3寸，胫骨内侧缘后方。

🔥 推拿方法

用拇指指腹按揉三阴交穴，以有酸胀感为度。

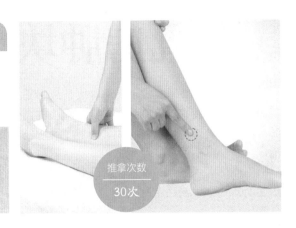

推拿次数
30次

④太溪「补益培元 调节阴阳」

定位： 位于足内侧，内踝后方，当内踝尖与跟腱之间的凹陷处。

⑤下髎「清利下焦湿热」

定位： 位于骶部，当中髎下内方，适对第四骶后孔处。

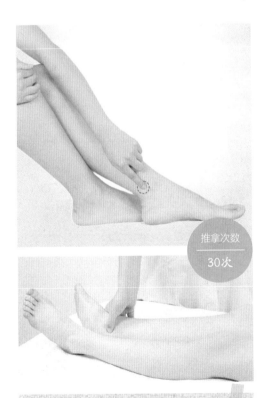

推拿次数
30次

🔥 推拿方法

用拇指指尖掐按太溪穴，以有酸胀感为佳。

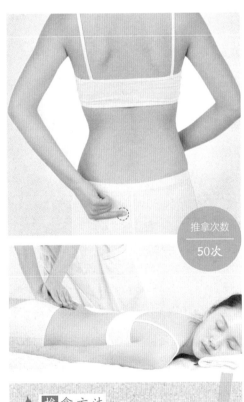

推拿次数
50次

🔥 推拿方法

用双手手掌交叠在骶部下髎穴来回摩擦，以透热为度。

乳房肿块

临床症状：乳房肿块是最常见的乳房疾患，通常是指由于乳房组织的构成不同而使内部长有肿块的一种疾病。众多的良性疾病也通过乳房肿块的形式表现，如乳腺纤维腺瘤、乳腺增生、乳腺积乳囊肿、乳腺脂肪坏死等，可以通过穴位和反射区推拿进行治疗。

基础治疗：屋翳、膺窗、乳根、太冲、天宗。

随症加穴：若乳房胀痛，加按期门；若心烦易怒，加按行间；若月经不调，加按肾俞。

---

① 屋翳 「疏通乳腺 行气活血」

定位： 位于胸部，当第二肋间隙，距前正中线4寸。

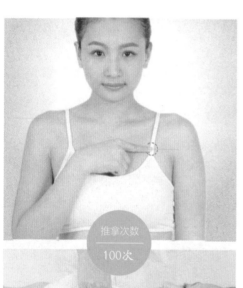

推拿次数
100次

🔥 **推拿方法**

用手指指腹按压屋翳穴，以有酸胀感为度。

② 膺窗 「消肿清热」

定位： 位于胸部，当第三肋间隙，距前正中线4寸。

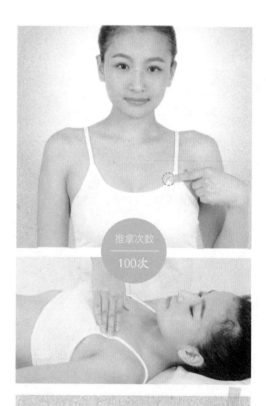

推拿次数
100次

🔥 **推拿方法**

用手指指腹按压膺窗穴，以有酸胀感为度。

③乳根 「行气活血、通畅乳络」

定位： 位于胸部，当乳头直下，乳房根部，第五肋间隙，距前正中线4寸。

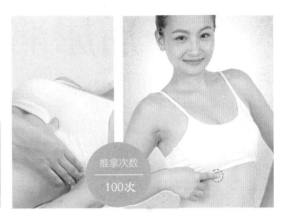

推拿次数
100次

🔥 推拿方法

用拇指按揉乳根穴，动作要轻柔，力度适中。

④太冲 「疏肝理气、通畅乳络」

定位： 位于足背侧，当第一跖骨间隙的后方凹陷处。

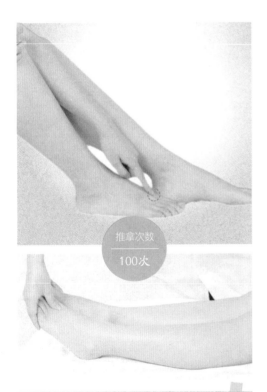

推拿次数
100次

🔥 推拿方法

用拇指点揉太冲穴，以局部有酸胀感为度。

⑤天宗 「理气消肿、舒筋活络」

定位： 位于肩胛部，当冈下窝中央凹陷处，与第四胸椎相平。

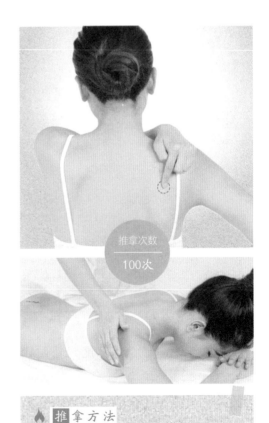

推拿次数
100次

🔥 推拿方法

用手掌分别推揉两侧天宗穴。

产后尿潴留

临床症状： 产后尿潴留是指产后妈妈在分娩6~8小时后甚至在月子中，仍然不能正常地将尿液排出，并且膀胱还有饱胀感觉的现象。主要表现为膀胱胀满却无尿意，或是有尿意而排不出来或只排出一部分。本病多因产程较长，膀胱长时间受压而致膀胱和尿道黏膜充血、水肿，以及膀胱肌肉收缩功能减低所致。

基础治疗： 气海、关元。

随症加穴： 若小腹胀痛，加按神阙；若排尿困难，加按膀胱俞。

---

①气海 「温补下元、行气利尿」

定位： 位于下腹部，前正中线上，当脐中下1.5寸。

推拿次数
150次

🔥 **推拿方法**

将食指、中指、无名指并拢置于下腹部，自上而下打圈推拿气海穴。

②关元 「补肾培元、温阳利尿」

定位： 位于下腹部，前正中线上，当脐中下3寸。

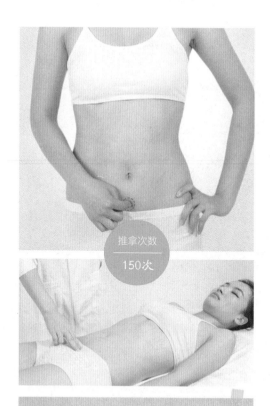

推拿次数
150次

🔥 **推拿方法**

将食指、中指并拢置于下腹部，自上而下打圈推拿关元穴。

第9章

推拿舒筋健骨，身体好

人们在日常生活和工作中都难免受到伤害，有时伤及皮肉，有时伤筋动骨。通过经络按摩刺激改善人体各种骨伤科疾病的症状也是人类在长期实践中总结出来的。按摩可以有效舒筋活络，调补气血。

颈椎病·肩周炎·落枕·膝关节炎·脚踝疼痛·腰酸背痛
急性腰扭伤·腰椎间盘突出·坐骨神经痛·小腿抽筋
网球肘·肌肉萎缩·鼠标手

颈椎病

临床症状： 颈椎病多因颈椎骨、椎间盘及其周围纤维结构损害，致使颈椎间隙变窄、关节囊松弛、平衡失调所致。主要临床表现为头、颈、肩、臂、上胸、背疼痛或麻木、酸沉、放射性痛，头晕，无力，上肢及手的感觉明显减退，部分患者有明显的肌肉萎缩。中医认为本病多因督脉受损、经络闭阻或气血不足所致。

基础治疗： 肩井、大椎、陶道、天宗、列缺。

随症加穴： 若形寒怕冷，加按风府；若上肢及手指麻痛，加按曲池。

---

① 肩井 「舒经活络、理气止痛」

定位： 位于肩上，前直乳中，当大椎与肩峰端连线的中点上。

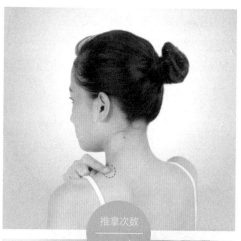

推拿次数
100次

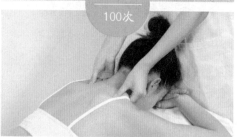

🔥 推拿方法

将拇指、食指、中指相对成钳状，放于肩井穴上捏揉。

② 大椎 「清热止痛」

定位： 位于后正中线上，第七颈椎棘突下凹陷处。

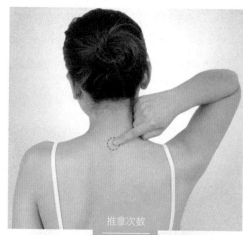

推拿次数
150次

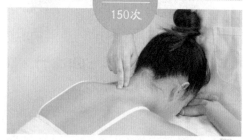

🔥 推拿方法

将食指、中指并拢，两指指腹放于大椎穴上，用力按揉。

③陶道 「舒经活络」

定位： 位于背部，当后正中线上，第一胸椎棘突下凹陷中。

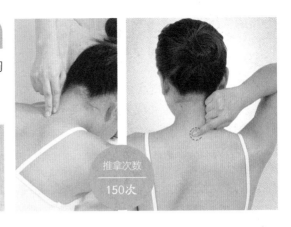

♨ **推拿方法**

将食指、中指并拢，两指指腹放于陶道穴上，用力按揉。

推拿次数
150次

④天宗 「舒经活络、理气消肿」

定位： 位于肩胛部，当冈下窝中央凹陷处，与第四胸椎相平。

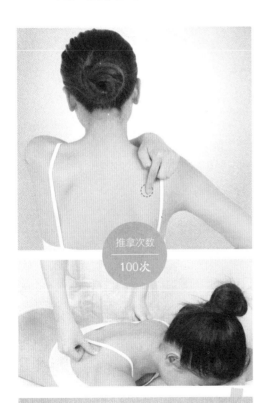

推拿次数
100次

♨ **推拿方法**

用拇指指尖垂直掐按天宗穴，以有酸胀感为宜。

⑤列缺 「通经活络」

定位： 位于前臂桡侧缘，腕横纹上1.5寸，当肱桡肌与拇长展肌腱之间。

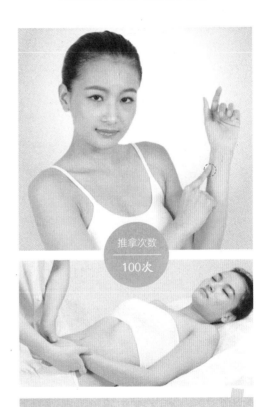

推拿次数
100次

♨ **推拿方法**

用拇指指腹按压列缺穴，以皮肤潮红、发热为佳。

肩周炎

临床症状： 肩周炎是肩部关节囊和关节周围软组织的一种退行性、炎症性慢性疾患。主要临床表现为患肢肩关节疼痛，昼轻夜重，活动受限，日久肩关节肌肉可出现废用性萎缩。中医认为本病多由气血不足，营卫不固，风、寒、湿之邪侵袭肩部经络，致使筋脉收引，气血运行不畅所致；或因外伤劳损、经脉滞涩所致。

基础治疗： 缺盆、云门、手五里、肩髃、肩井。

随症加穴： 若神疲乏力，加按气海；若食欲不振，加按脾俞。

---

①缺盆 「可放松颈肩部肌肉」

定位： 位于锁骨上窝中央，距前正中线4寸。

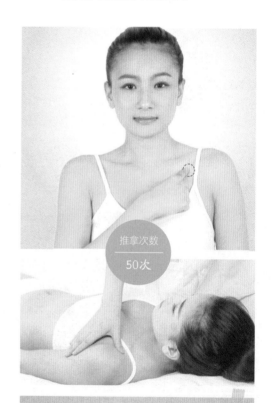

推拿次数
50次

🔥 **推拿方法**

将食指、中指紧并，两指指腹放于缺盆穴上揉按。

②云门 「可放松颈肩部肌肉」

定位： 位于胸前壁的外上方，锁骨下窝凹陷处，距前正中线6寸。

推拿次数
50次

🔥 **推拿方法**

用拇指指腹按揉云门穴。

③ 手五里 「理气散结、舒经活络」

定位：位于臂外侧，当曲池与肩髃连线
上，曲池上3寸。

🔥 推拿方法

将拇指指腹放于手五里穴上揉按，
以局部有酸胀感为宜。

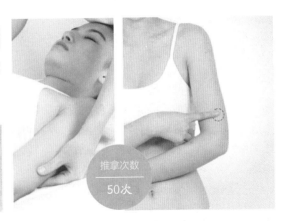

推拿次数
50次

④ 肩髃 「有通经活络的作用」

定位：位于臂外侧三角肌上，臂外展时，
当肩峰前下方凹陷处。

推拿次数
50次

🔥 推拿方法

将拇指指腹放于肩髃穴上揉按，以
局部有酸胀感为宜。

⑤ 肩井 「舒经活络、理气止痛」

定位：位于肩上，前直乳中，当大椎与肩
峰端连线的中点上。

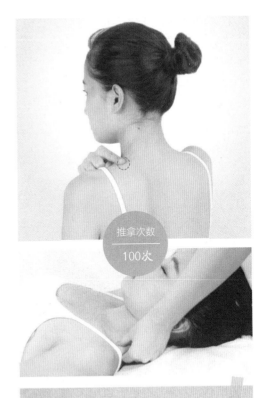

推拿次数
100次

🔥 推拿方法

将拇指与食指、中指相对成钳形，
放于肩井穴上捏揉。

落枕

临床症状：落枕多因睡卧时体位不当，造成颈部肌肉损伤，或颈部感受风寒，或外伤，致使经络不通、气血凝滞、筋脉拘急而成。临床主要表现为颈项部强直酸痛不适，不能转动自如，并向一侧歪斜，甚则疼痛牵引患侧肩背及上肢。

基础治疗：风池、哑门、大椎、后溪、落枕。

随症加穴：若上肢及手指麻痛，加按曲池；若颈项不能转动，加按阿是穴。

---

①风池 「疏风解表、行气活络」

定位：位于项部，枕骨之下，与风府相平，胸锁乳突肌与斜方肌上端之间的凹陷处。

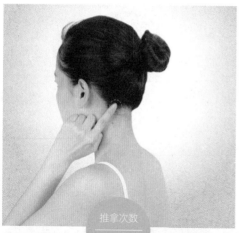

推拿次数
30次

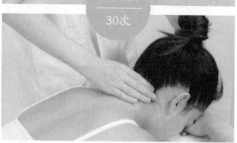

🔥 推拿方法

将拇指和食指两指相对成钳形拿捏风池穴。

②哑门 「散寒祛湿」

定位：位于项部，当后发际正中直上0.5寸，第一颈椎下。

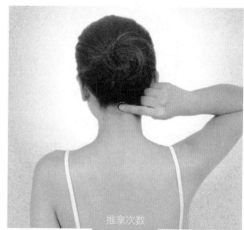

推拿次数
50次

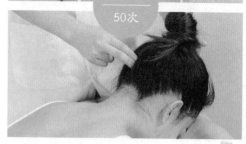

🔥 推拿方法

将食指与中指并拢放于哑门穴上揉按，以局部有酸胀感为宜。

③大椎 「祛风散寒 通经活络」

定位： 位于后正中线上，第七颈椎棘突下凹陷中。

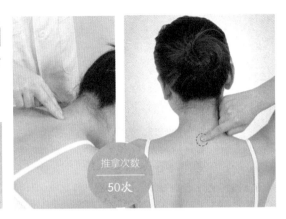

推拿方法

将食指、中指并拢，两指指腹放于大椎穴上，用力按揉。

推拿次数
50次

④后溪 「通经活络止痛」

定位： 位于手掌尺侧，微握拳，当小指本节（第五掌指关节）后的远侧掌横纹头赤白肉际。

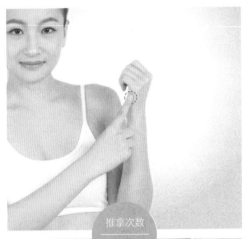

推拿次数
50次

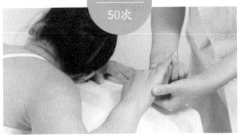

推拿方法

将拇指放于后溪穴上揉按，以局部有酸胀感为宜。

⑤落枕 「治疗落枕的特效穴」

定位： 位于手背侧，当第二、第三掌骨间，指掌关节后约0.5寸处。

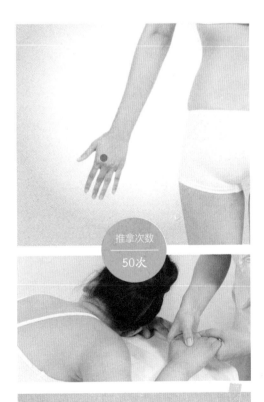

推拿次数
50次

推拿方法

将拇指放于落枕穴上揉按，以局部有酸胀感为宜。

膝关节炎

临床症状：膝关节炎是最常见的关节炎，是以软骨退行性病变和关节边缘骨赘形成为特征的慢性进行性、退化性疾病。以软骨磨损为其主要致病因素，好发于体重偏重者和中老年人。主要症状为膝关节深部疼痛、压痛，关节僵硬、伸屈不利，无法正常活动。

基础治疗：犊鼻、委中。

随症加穴：若关节红肿，加按太冲；若心烦失眠，加按三阴交。

---

①犊鼻 「通经活络、散寒止痛」

定位：位于膝部，髌骨与髌韧带外侧凹陷中。

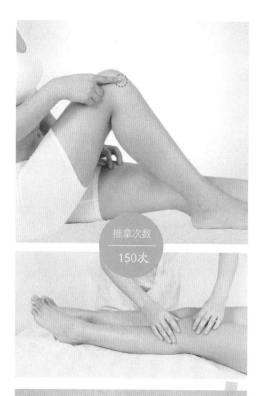

推拿次数
150次

🔥 推拿方法

将拇指和食指、中指相对成钳状捏揉犊鼻穴。

②委中 「舒经活络、消肿止痛」

定位：位于腘横纹中点，当股二头肌腱与半腱肌肌腱的中间。

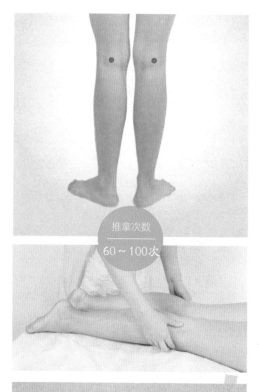

推拿次数
60～100次

🔥 推拿方法

将拇指放于委中穴上，由轻渐重地按揉。

脚踝疼痛

临床症状： 脚踝疼痛是因运动不适当，运动量超出了脚踝的承受力，造成脚踝软组织损伤，从而出现了局部疼痛的症状；严重者可造成脚踝滑膜炎、创伤性关节炎等疾病。早期疼痛可以用毛巾包裹冰块敷在踝部进行冰敷。患者日常生活中不宜扛重物、过度劳累、受寒冷刺激。

基础治疗： 阳陵泉、解溪。

随症加穴： 若疼痛剧烈，加按太溪；若恶风恶寒，加按大椎。

---

①阳陵泉「疏经活络、通络止痛」

定位： 位于小腿外侧，当腓骨小头前下方凹陷处。

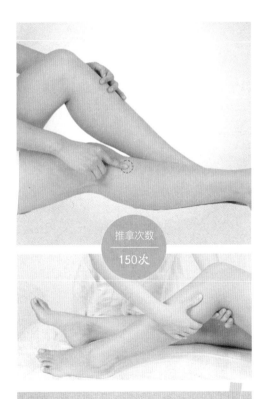

推拿次数
150次

🔥 **推 拿 方 法**

将拇指指腹放于小腿外侧的阳陵泉穴上，由轻渐重地揉按。

②解溪「舒筋活络止痛」

定位： 位于足背与小腿交界处的横纹中央凹陷中，当拇长伸肌腱与趾长伸肌腱之间。

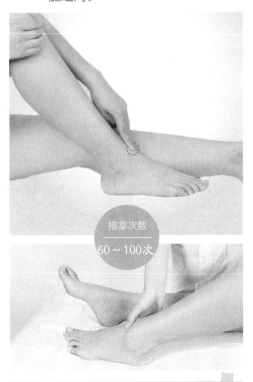

推拿次数
60~100次

🔥 **推 拿 方 法**

将拇指指腹放于解溪穴上，由轻渐重压揉。

腰酸背痛

临床症状： 腰酸背痛是指脊柱骨关节及其周围软组织等劳损的一种症状。常用以形容劳累过度。日间劳累症状加重，休息后可减轻，日积月累，可使肌纤维变性，甚则少量撕裂，形成瘢痕或纤维索条或粘连，遗留长期慢性腰背痛。

基础治疗： 肾俞、腰阳关。

随症加穴： 若痛有定处，加按膈俞；若腰部隐痛，加按命门。

---

①肾俞 「调补肾气 通利腰脊」

定位： 位于腰部，当第二腰椎棘突下，旁开1.5寸。

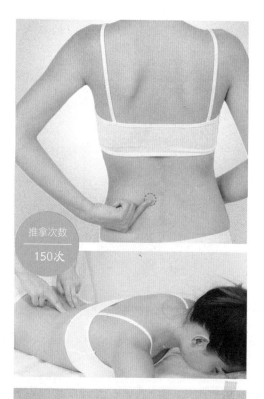

推拿次数

150次

🔥 推拿方法

将食指、中指紧并，两指指腹放于肾俞穴上点揉。

②腰阳关 「祛寒除湿 舒筋活络」

定位： 位于腰部，当后正中线上，第四腰椎棘突下凹陷中。

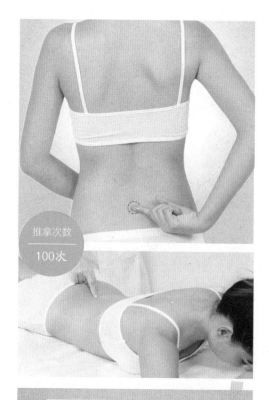

推拿次数

100次

🔥 推拿方法

将食指、中指指腹放于腰阳关穴上，用力按揉。

急性腰扭伤

临床症状： 急性腰扭伤是由于腰部的肌肉、筋膜、韧带等部分软组织突然受到外力的作用过度牵拉所引起的急性损伤，主要原因有肢体姿势不正确、动作不协调、用力过猛、活动时无准备、活动范围大等。临床表现有：伤后立即出现剧烈疼痛，腰部无力，疼痛为持续性的，严重者可造成关节突骨折和隐性脊椎裂等疾病。

基础治疗： 肾俞、大肠俞。

随症加穴： 若患处红肿，加按阳陵泉；若倦怠自汗，加按关元。

---

①肾俞 「调补肾气、通利腰脊」

定位： 位于腰部，当第二腰椎棘突下，旁开1.5寸。

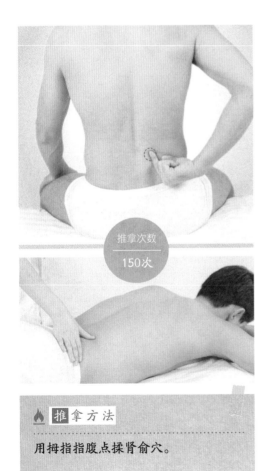

推拿次数 150次

🔥 推拿方法

用拇指指腹点揉肾俞穴。

②大肠俞 「疏通经络、行气消肿」

定位： 位于腰部，当第四腰椎棘突下，旁开1.5寸。

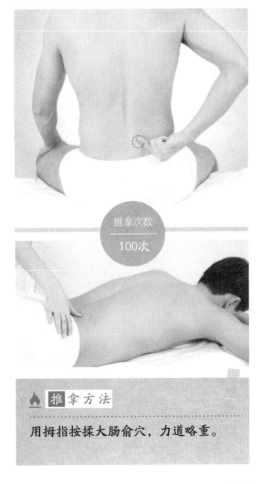

推拿次数 100次

🔥 推拿方法

用拇指按揉大肠俞穴，力道略重。

腰椎间盘突出

临床症状：腰椎间盘突出症是指由于腰椎间盘退行性改变后弹性下降而膨出，椎间盘纤维环破裂，髓核突出，压迫神经根、脊髓而引起的以腰腿痛为主的临床常见病。主要临床症状有腰痛，可伴有臀部、下肢放射状疼痛，严重者会出现大小便失禁。

基础治疗：肾俞、腰阳关、环跳、委中、阳陵泉。

随症加穴：若腰痛，加按志室；若活动受限，加按悬钟；若心烦不寐，加按太溪。

---

①肾俞 「调补肾气、通利腰脊」

定位： 位于腰部，当第二腰椎棘突下，旁开1.5寸。

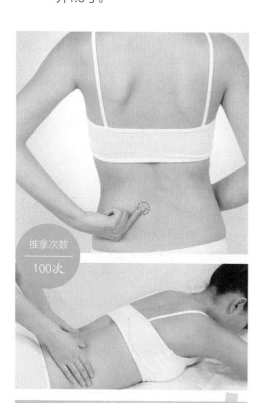

推拿次数
100次

🔥 推拿方法

用拇指指腹揉搓肾俞穴，以有酸胀感为宜。

②腰阳关 「舒筋通络、强健腰肌」

定位： 位于腰部，当后正中线上，第四腰椎棘突下凹陷中。

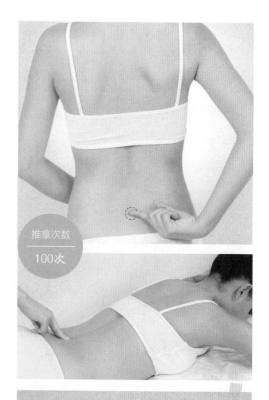

推拿次数
100次

🔥 推拿方法

将中指指腹放于腰阳关穴上，用力按揉。

③环跳 「疏经通络止痛」

定位： 位于股骨大转子最凸点与骶管裂孔连线的外1/3与中1/3交点处。

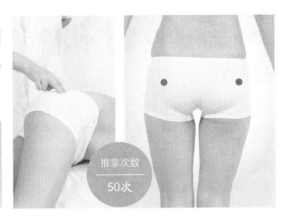

推拿次数
50次

🔥 **推拿方法**

食指、中指紧并放于环跳穴上，用力揉按，以局部有酸胀感为宜。

④委中 「舒筋通络、散瘀活血」

定位： 位于腘横纹中点，当股二头肌腱与半腱肌肌腱的中间。

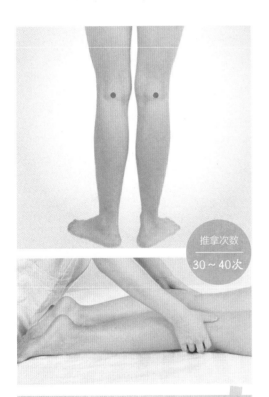

推拿次数
30～40次

🔥 **推拿方法**

将拇指指腹按于委中穴，由轻渐重地按揉。

⑤阳陵泉 「活血祛瘀止痛」

定位： 位于小腿外侧，当腓骨头前下方凹陷处。

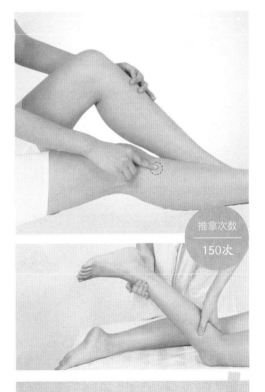

推拿次数
150次

🔥 **推拿方法**

将拇指放于阳陵泉穴上，用指腹揉按，力度适中。

坐骨神经痛

临床症状：坐骨神经痛指坐骨神经病变，沿坐骨神经即腰、臀部、大腿后、小腿后外侧和足外侧发生的疼痛症状群，多呈烧灼样或刀刺样疼痛，夜间痛感加重。典型表现为一侧腰部、臀部疼痛，并向大腿后侧、小腿后外侧延展，咳嗽、活动下肢、弯腰、排便时疼痛加重。

基础治疗：肾俞、志室、命门、承扶、委中。

随症加穴：若活动受限，加按悬钟；若心烦不寐，加按太溪。

---

①肾俞 「疏经通络 行气止痛」

定位： 位于腰部，当第二腰椎棘突下，旁开1.5寸。

推拿次数
100次

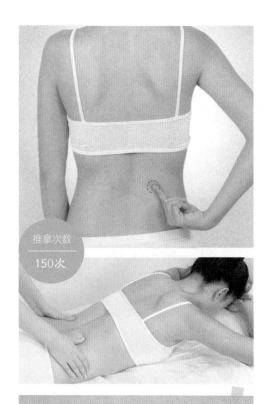

🔥 **推拿方法**

用双手拇指指腹揉按肾俞穴，适当用力揉按。

②志室 「疏通腰部经络之气」

定位： 位于腰部，当第二腰椎棘突下，旁开3寸。

推拿次数
150次

🔥 **推拿方法**

用双手拇指指腹按揉志室穴。

③命门 「温和肾阳 健腰益肾」

定位： 位于腰部，当后正中线上，第二腰椎棘突下凹陷中。

🔥 **推拿方法**

将食指、中指并拢，用两指指腹按压命门穴。

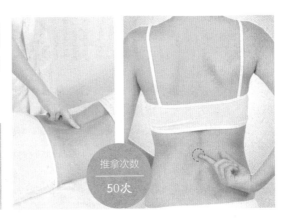

推拿次数
50次

④承扶 「舒筋活络」

定位： 位于大腿后面，臀下横纹的中点。

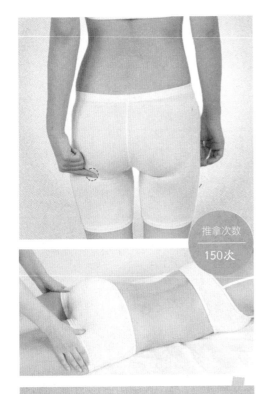

推拿次数
150次

🔥 **推拿方法**

用拇指指腹按压承扶穴，以有酸胀感为宜。

⑤委中 「舒筋通络、散瘀活血」

定位： 位于腘横纹中点，股二头肌腱与股外侧肌腱之间。

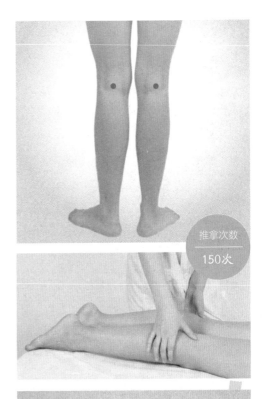

推拿次数
150次

🔥 **推拿方法**

用拇指指尖按压委中穴，以有酸胀感为度。

小腿抽筋

临床症状：腿抽筋又称肌肉痉挛，是肌肉自发性的强直性收缩现象。小腿肌肉痉挛最为常见，由腓肠肌痉挛所引起，发作时会有酸胀或剧烈的疼痛。外界环境的寒冷刺激、出汗过多、疲劳过度、睡眠不足、缺钙、睡眠姿势不好都会引起小腿肌肉痉挛。预防腿脚抽筋要注意保暖，调整好睡眠姿势，经常锻炼，适当补钙。

基础治疗：阳陵泉、委中。

随症加穴：若疼痛剧烈，加按太溪；若倦怠自汗，加按气海。

---

①阳陵泉 「疏肝理气、通络止痛」

定位：位于小腿外侧，当腓骨头前下方凹陷处。

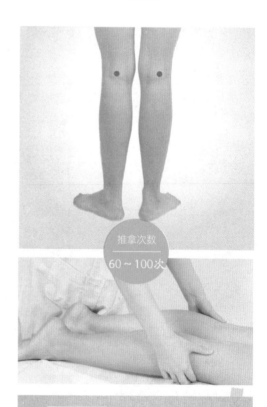

推拿次数
150次

🔥 推拿方法

将拇指放于患者小腿外侧的阳陵泉穴上揉按。

②委中 「舒经活络、消肿止痛」

定位：位于腘横纹中点，当股二头肌腱与半腱肌肌腱的中间。

推拿次数
60～100次

🔥 推拿方法

将双手拇指放于两侧委中穴上按揉，力度由轻渐重。

网球肘

临床症状： 网球肘是指手肘外侧肌腱疼痛发炎的病症，多见于泥瓦工、钳工、木工、网球运动员等从事单纯臂力收缩运动工作的人群。本病发病慢，其主要临床表现有肘关节外侧部疼痛，手臂无力，酸胀不适，握物、拧毛巾、端水瓶等时疼痛会加重。
基础治疗： 曲池、手三里。
随症加穴： 若肘痛，加按尺泽；若心悸怔忡，加按内关。

①曲池 「疏风散热、通络止痛」

定位： 位于肘横纹外侧端，屈肘，当尺泽与肱骨外上髁连线中点。

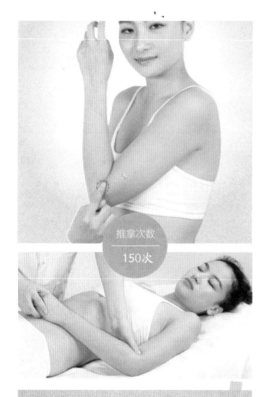

推拿次数
150次

🔥 推拿方法

将拇指指尖放于曲池穴上，由轻渐重用力压揉。

②手三里「舒经活络、活血止痛」

定位： 位于前臂背面桡侧，当阳溪与曲池连线上，肘横纹下2寸。

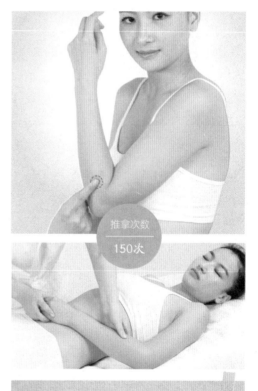

推拿次数
150次

🔥 推拿方法

将拇指指尖放于手三里穴上，用力压揉。

肌肉萎缩

临床症状： 肌肉萎缩是指横纹肌营养障碍，肌肉纤维变细甚至消失等导致的肌肉体积缩小病症。肌肉营养状况不佳除肌肉组织本身的萎缩病理变化外，更与神经系统有密切关系。肌肉萎缩损害患者的肌肉纤维，会使患者出现肌源性萎缩、劳动能力下降、功能障碍等，易并发褥疮等症状，给患者生命构成极大的威胁。

基础治疗： 秉风、颊车、温溜、太白、承山。

随症加穴： 若头晕头痛，加按百会；若神疲乏力，加按气海。

---

①秉风　「散风活络、调理气血」

定位： 位于肩胛部，冈上窝中央，天宗直上，举臂有凹陷处。

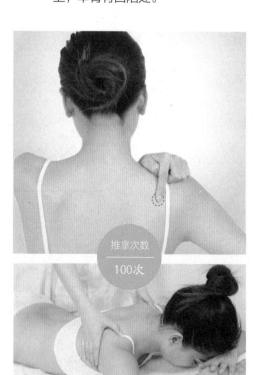

推拿次数
100次

🔥 推拿方法

用拇指指腹按压秉风穴，有酸胀感，力度适中。

②颊车　「活络止痛」

定位： 位于面颊部，下颌角前上方约个横指（中指），当咀嚼时咬肌隆起，按之凹陷处。

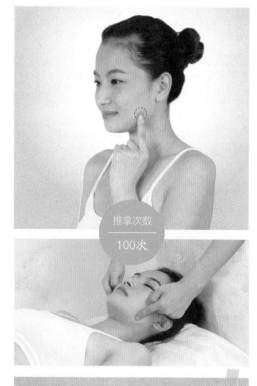

推拿次数
100次

🔥 推拿方法

四指握成拳头，用食指指腹按压颊车穴。

③温溜 「疏通经络、调理气血」

定位： 位于前臂背面桡侧，当阳溪与曲池的连线上，腕横纹上5寸。

🔥 推拿方法

用拇指的指腹按压温溜穴，有酸胀感，力度适中。

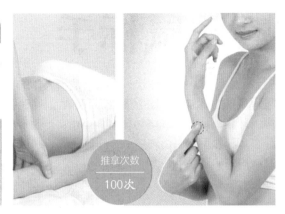

推拿次数
100次

④太白 「健脾化湿 理气和胃」

定位： 位于足内侧缘，当足大趾本节（第一跖趾关节）后下方赤白肉际凹陷处。

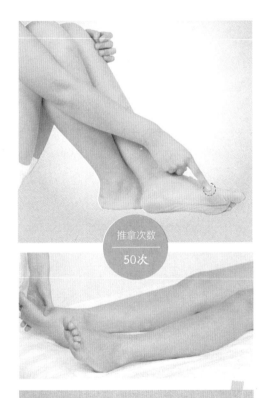

推拿次数
50次

🔥 推拿方法

用拇指指腹按揉太白穴，力度均匀，有酸胀感为度。

⑤承山 「疏通经络、调理气血」

定位： 位于小腿后面正中，委中与昆仑之间，当伸直小腿或足跟上提时腓肠肌肌腹下出现尖角凹陷处。

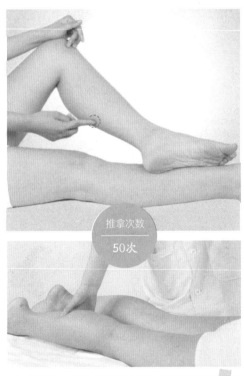

推拿次数
50次

🔥 推拿方法

用拇指指腹按揉承山穴，力度均匀，有酸胀感为度。

鼠标手

临床症状: 鼠标手是指人体的正中神经和进入手部的血管,在腕管处受到压迫所产生的症状,导致腕部、手掌面、手指出现麻、痛、无力感,腕部肌肉或关节麻痹、肿胀,呈刺痛或烧灼样痛、痉挛;严重者会出现肩部或颈部的不适,手腕、前臂疲劳酸胀,导致手部肌肉萎缩、瘫痪。

基础治疗: 手三里、肘髎。

随症加穴: 若疼痛剧烈,加按太溪;若活动受限,加按悬钟。

---

①手三里 「舒经活络、行气活血」

定位: 位于前臂背面桡侧,当阳溪与曲池连线上,肘横纹下2寸。

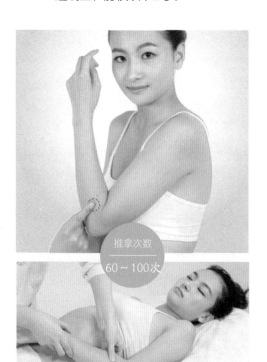

推拿次数
60~100次

🔥 推拿方法

用拇指指腹揉按手三里穴,适当用力揉按。

②肘髎 「治疗肘臂疾病特效穴」

定位: 位于臂外侧,屈肘,曲池上方1寸,当肱骨边缘处。

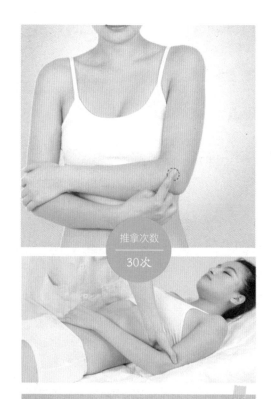

推拿次数
30次

🔥 推拿方法

将拇指指腹放于肘髎穴上,用力压揉,以局部有酸胀感为宜。

第10章

头面五官问题莫忽视，推拿来帮忙

"五官"，指的就是"耳、眉、眼、鼻、口"五种人体器官。五官受损通常会严重影响到日常生活。经常按摩刺激穴位可以调畅气机、活血化瘀、通窍，有效改善五官科疾病。

黑眼圈、眼袋·麦粒肿·鼻炎·牙痛·耳鸣耳聋·口腔溃疡
咽喉肿痛·中耳炎·颞下颌关节功能紊乱综合征

黑眼圈、眼袋

临床症状： 黑眼圈是由于经常熬夜，睡眠不足，情绪激动，眼部过度疲劳，静脉血管血流速度过于缓慢，导致二氧化碳及代谢废物积累过多，造成眼部色素沉着所致。眼袋，是指下眼睑水肿。眼袋的形成有诸多因素，长期睡眠不佳，睡前饮水过多等因素均可引起，而且随着年龄的增长愈加明显。

基础治疗： 太阳、四白、期门、京门、关元。

随症加穴： 若眼睑浮肿，加按承泣；若头晕头痛，加按百会。

---

①太阳 「清肝明目、活血通络」

定位： 位于颞部，当眉梢与目外眦之间，向后约一横指的凹陷处。

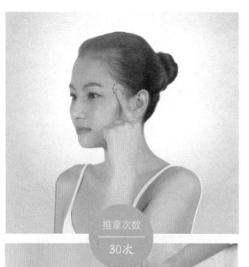
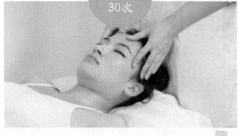

推拿次数
30次

🔥 推拿方法

两手食指指尖分别放于两侧太阳穴上，顺时针或逆时针揉太阳穴。

②四白 「祛风明目、通经活络」

定位： 位于面部，瞳孔直下，当眶下孔凹陷处。

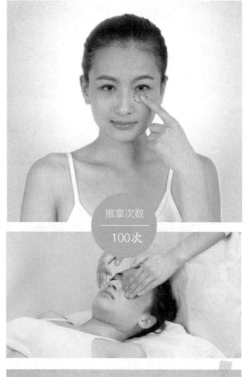

推拿次数
100次

🔥 推拿方法

用中指指腹点按四白穴，力度适中。

③期门 「疏肝健脾、理气活血」

定位： 位于胸部，当乳头直下，第六肋间隙，前正中线旁开4寸。

🔥 **推拿方法**

用手掌鱼际按揉期门穴，有胀痛的感觉，先左后右或同时进行。

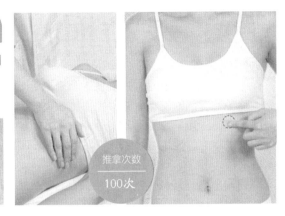

推拿次数
100次

④京门 「健脾理气、温阳益肾」

定位： 位于侧腰部，章门后1.8寸，当第十二肋骨游离端的下方。

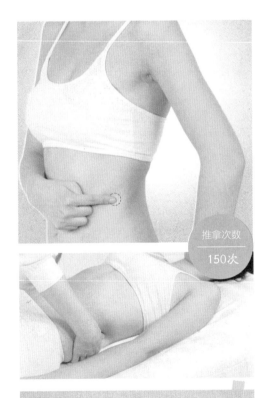

推拿次数
150次

🔥 **推拿方法**

将拇指指腹平贴于京门穴上，由轻渐重地揉按。

⑤关元 「培元固本」

定位： 位于下腹部，前正中线上，当脐中下3寸。

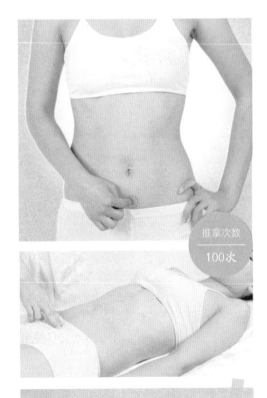

推拿次数
100次

🔥 **推拿方法**

将食指、中指紧并，用两指指腹推揉关元穴。

麦粒肿

临床症状： 麦粒肿俗称针眼，分为两型：外麦粒肿和内麦粒肿。外麦粒肿：睫毛毛囊部的皮脂腺的急性化脓性炎症。发病初期，眼睑局部有红肿，有硬结，有明显的胀疼、压痛，数日后硬结逐渐软化，在睫毛根部形成黄色的脓疱。内麦粒肿：毛囊附近的睑板腺的急性化脓性炎症。发病初期，眼睑红肿，疼痛感较重。

基础治疗： 攒竹、丝竹空、太阳、合谷、内庭。

随症加穴： 若患处红肿，加按四白；若患处疼痛，加按后溪。

---

① 攒竹 「清热明目、散结消肿」

定位： 位于面部，当眉头陷中，眶上切迹处。

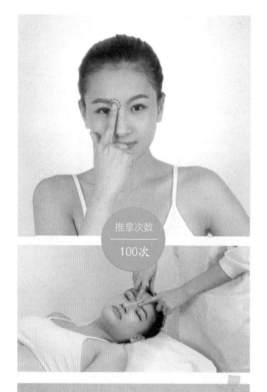

推拿次数
100次

🔥 **推拿方法**

伸出双手食指，食指指腹放于两侧攒竹穴上，顺时针揉按。

② 丝竹空 「明目、清热散结」

定位： 位于面部，当眉梢凹陷处。

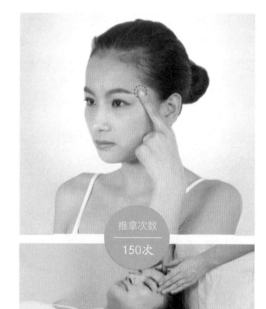

推拿次数
150次

🔥 **推拿方法**

将双手中指放于两侧丝竹空穴上，顺时针揉按，力度由轻至重。

③太阳 「清泻眼部郁热」

定位： 位于颞部，当眉梢与目外眦之间，向后约一横指的凹陷处。

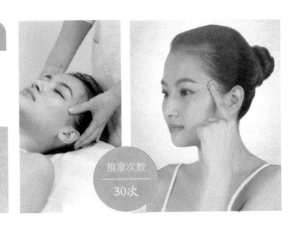

推拿次数
30次

🔥 **推拿方法**

用两手拇指指尖分别放于两侧太阳穴上，顺时或逆时针揉太阳穴。

④合谷 「疏风清热」

定位： 位于手背，第一、第二掌骨间，当第二掌骨桡侧的中点处。

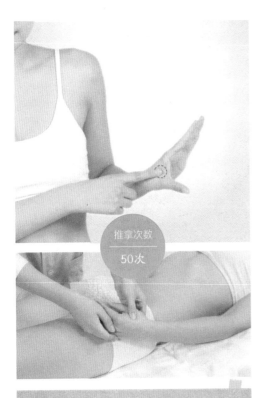

推拿次数
50次

🔥 **推拿方法**

拇指放于合谷穴上，其食指顶于掌面，由轻渐重掐压。

⑤内庭 「清胃热 散肿结」

定位： 位于足背，当二、三趾间，趾蹼缘后方赤白肉际处。

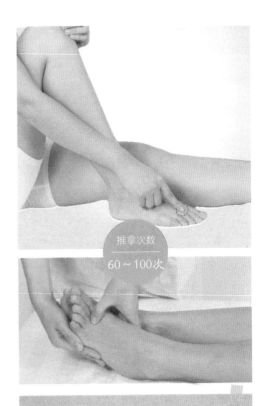

推拿次数
60~100次

🔥 **推拿方法**

将拇指放于足背部的内庭穴上，用力掐揉。

鼻炎

临床症状： 鼻炎一般可分为急性鼻炎及过敏性鼻炎等。急性鼻炎多为急性呼吸道感染的一个并发症，以鼻塞、流涕、打喷嚏为主要症状。过敏性鼻炎又名变态反应性鼻炎，是以鼻黏膜潮湿水肿、黏液腺增生、上皮下嗜酸性粒细胞浸润为特征的一种异常反应。

基础治疗： 中府、迎香、印堂、合谷、肺俞。

随症加穴： 若鼻塞流涕，加按风池；若鼻部瘙痒，加按血海。

---

①中府 「清泻肺热」

定位： 位于胸前壁的外上方，平第一肋间隙，距前正中线6寸。

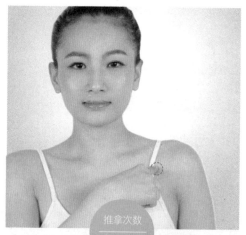

推拿次数
30次

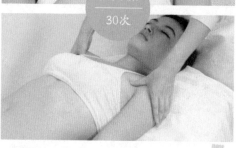

🔥 **推拿方法**

用拇指在中府穴上用力向下按压，力度由轻至重。

②迎香 「通利鼻窍」

定位： 位于鼻翼外缘中点旁，当鼻唇沟中。

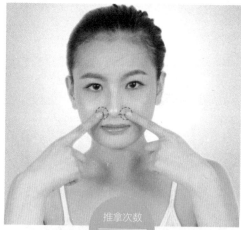

推拿次数
30次

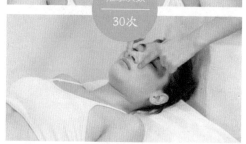

🔥 **推拿方法**

用食指轻轻点按迎香穴，以顺时针方向做回旋揉动。

③印堂 「治鼻炎要穴」

定位： 位于额部，当两眉头之中间。

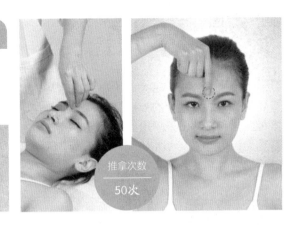

推拿次数
50次

🔥 **推拿方法**

用拇指和食、中两指相对，挟提印堂
穴，力度适中。

④合谷 「善治头面诸疾」

定位： 位于手背，第一、第二掌骨间，当
第二掌骨桡侧的中点处。

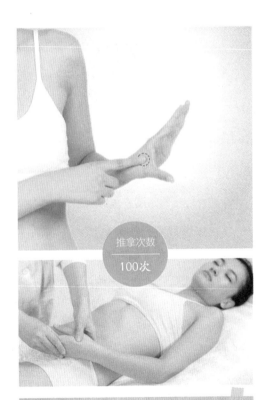

推拿次数
100次

🔥 **推拿方法**

用拇指指腹揉按合谷穴，以潮红发
热为度。

⑤肺俞 「调补肺气、通利鼻窍」

定位： 位于背部，当第三胸椎棘突下，旁
开1.5寸。

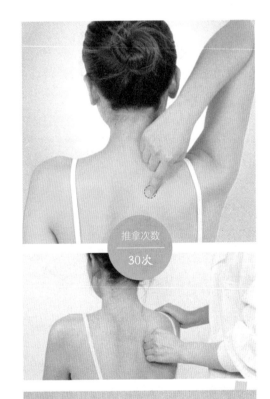

推拿次数
30次

🔥 **推拿方法**

单手握拳点按在肺俞穴上，以顺时
针方向揉按。

牙痛

临床症状： 牙痛又称齿痛，是一种常见的口腔科疾病。主要是由牙齿本身、牙周组织及颌骨的疾病等引起。临床主要表现为牙齿疼痛、长龋齿、牙龈肿胀、龈肉萎缩、牙齿松动、牙龈出血等，遇冷、热、酸、甜等刺激，则疼痛加重。

基础治疗： 下关、颊车、合谷、牙痛、行间。

随症加穴： 若牙龈红肿出血，加按曲池。

---

①下关 「消肿止痛、清热泻火」

定位： 位于面部耳前方，当颧弓与下颌切迹所形成的凹陷中。

推拿次数
30次

🔥 **推拿方法**

用双手食指指腹放于两侧下关穴，适当用力按揉。

②颊车 「活络止痛、祛风清热」

定位： 位于下颌角前上方约一横指，当咀嚼时咬肌隆起，按之凹陷处。

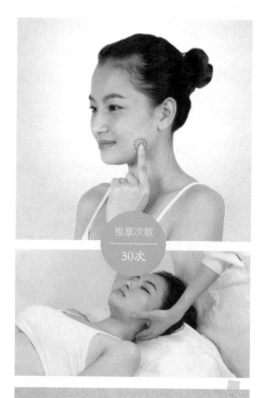

推拿次数
30次

🔥 **推拿方法**

将两手拇指指腹放于两侧颊车穴上，由轻渐重按压。

③合谷 「清热泻火、活络止痛」

定位: 位于手背,第一、第二掌骨间,当第二掌骨桡侧的中点处。

🔥 **推**拿方法

将拇指指尖按于合谷穴上,适当用力,由轻渐重掐压。

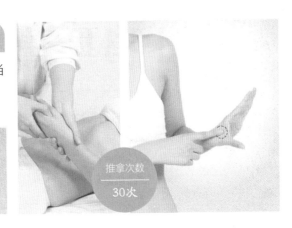

推拿次数
30次

④牙痛 「治疗牙痛的特效穴」

定位: 位于手掌侧面,当第三、第四掌指关节间之中点处。

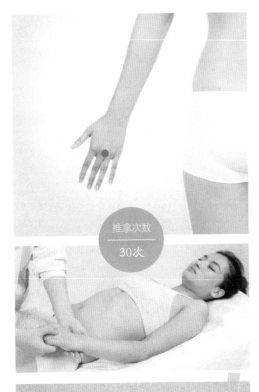

推拿次数
30次

🔥 **推**拿方法

将拇指指尖放在牙痛穴上,适当用力掐压。

⑤行间 「调理肝肾、清热熄风」

定位: 位于足背侧,当第一、第二趾间,趾蹼缘的后方赤白肉际处。

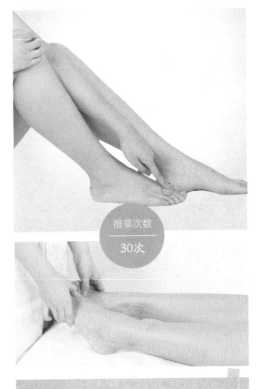

推拿次数
30次

🔥 **推**拿方法

用两手拇指指腹放在两侧行间穴,适当用力上下推动。

耳鸣耳聋

临床症状：耳鸣、耳聋在临床上常同时并见，而且治疗方法大致相同，故合并论述。耳鸣是以耳内鸣响为主症。耳聋是以听力减退或听觉丧失为主症。中医认为，本病多因暴怒、惊恐、肝胆风火上逆，以致少阳之气闭阻不通所致，或因肾气虚弱，精血不能上达于耳而成。

基础治疗：听宫、百会、翳明、风池、肾俞。

随症加穴：若食欲不振，加按脾俞。

---

①听宫 「聪耳开窍」

定位： 位于面部，耳屏前，下颌骨髁状突的后方，张口时呈凹陷处。

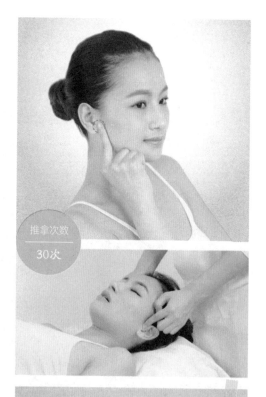

推拿次数
30次

🔥 **推拿方法**

半握拳，食指伸直，将食指指腹放在听宫穴上，用力按揉。

②百会 「安神定志」

定位： 位于头部，当前发际正中直上5寸，或两耳尖连线的中点处。

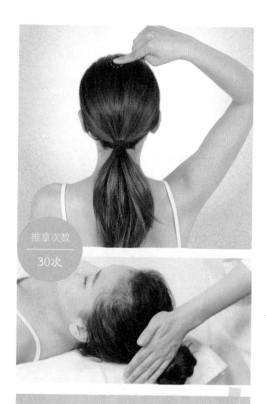

推拿次数
30次

🔥 **推拿方法**

将手掌心放在头顶百会穴上，以顺时针方向摩揉。

③翳明 「聪耳通窍、散内泄热」

定位： 位于项部，当翳风后1寸。

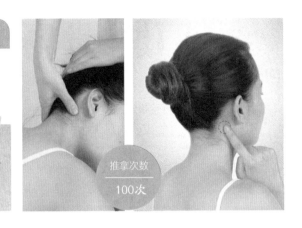

🔥 **推拿方法**

用拇指指腹揉按翳明穴，力度由轻渐重。

推拿次数
100次

---

④风池 「疏风清热、宣通耳窍」

定位： 位于项部，当枕骨之下，与风府相平，胸锁乳突肌与斜方肌上端之间的凹陷处。

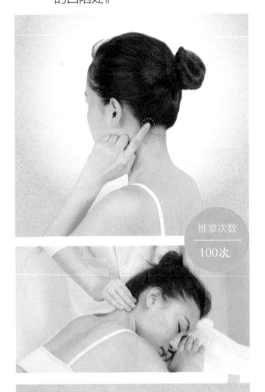

推拿次数
100次

🔥 **推拿方法**

用五指相对成钳状揉按风池穴，以潮红发热为度。

---

⑤肾俞 「调补肾气、通利耳窍」

定位： 位于腰部，当第二腰椎棘突下，旁开1.5寸。

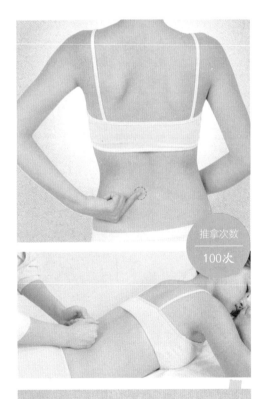

推拿次数
100次

🔥 **推拿方法**

微握拳紧贴于肾俞穴上，连续摆动腕掌部，适当用力按揉。

口腔溃疡

临床症状： 口腔溃疡又称"口疮"，是因不讲卫生或饮食不当引起舌尖或口腔黏膜发炎、溃烂而导致进食不畅的疾病。常见症状为在口腔内唇、舌、颊黏膜、齿龈、硬腭等处出现白色或淡黄色大小不等的溃烂点，常伴有烦躁不安、身体消瘦、发热等症状。

基础治疗： 曲池、尺泽、合谷、内庭、涌泉。

随症加穴： 若患处肿痛，加按后溪；若心烦不眠，加按三阴交。

---

①曲池 「清热和营」

定位： 位于肘横纹外侧端，屈肘，当尺泽与肱骨外上髁连线中点。

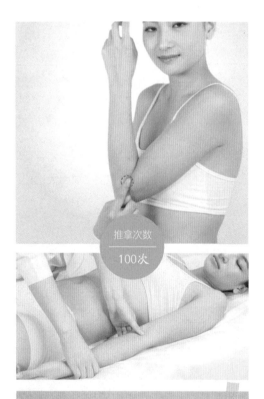

推拿次数
100次

🔥 推拿方法

用拇指指腹揉按曲池穴，以皮肤微微潮红、发热为宜。

②尺泽 「清热和胃、通络止痛」

定位： 位于肘横纹中，肱二头肌腱桡侧凹陷处。

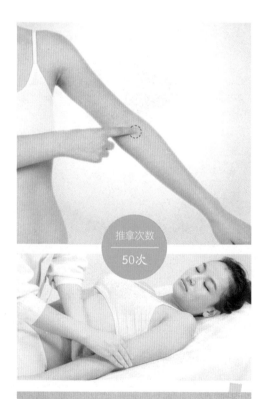

推拿次数
50次

🔥 推拿方法

手呈空心掌，拍打尺泽穴，至皮肤微微潮红、发热为宜。

③合谷 「镇静止痛、通经活络」

定位： 位于手背，第一、第二掌骨间，当第二掌骨桡侧的中点处。

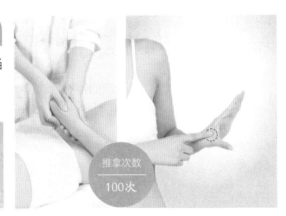

推拿次数
100次

🔥 推拿方法

用拇指指腹以顺时针方向揉按合谷穴，力度适中。

④内庭 「清胃热、化积滞」

定位： 位于足背，当二、三趾间，趾蹼缘后方赤白肉际处。

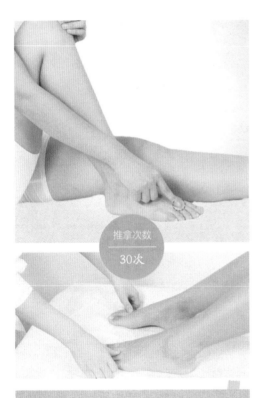

推拿次数
30次

🔥 推拿方法

用双手拇指指腹揉按双侧内庭穴。

⑤涌泉 「滋阴益肾」

定位： 位于足底部，蜷足时足前部凹陷处，约当足底二、三趾趾缝纹头端与足跟连线的前1/3与后2/3交点上。

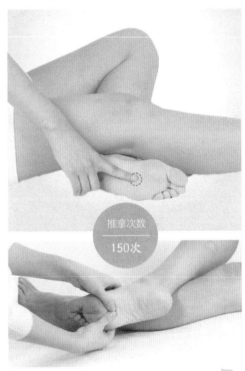

推拿次数
150次

🔥 推拿方法

用双手握住脚背，两手拇指按压涌泉穴。

咽喉肿痛

临床症状：咽喉肿痛是口咽和喉咽部病变的主要症状。临床表现主要是咽喉红肿疼痛、吞咽不适，多伴有发热、咳嗽等上呼吸道感染症状及食欲不振等全身症状，在中医学上属于"喉痹"等范畴。

基础治疗：天突、列缺。

随症加穴：若鼻塞流涕，加按迎香；若头晕头痛，加按印堂。

---

①天突 「通利气道、清热化痰」

定位：位于颈部，当前正中线上，胸骨上窝中央。

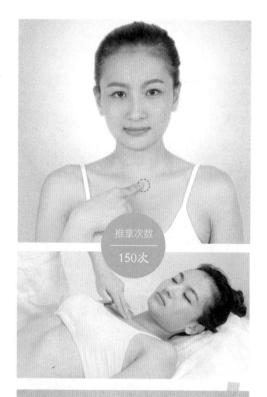

推拿次数 150次

🔥 推拿方法

将食指、中指并拢，用两指指腹持续按擦天突穴。

②列缺 「宣肺解表、通经活络」

定位：位于前臂桡侧缘，腕横纹上1.5寸，当肱桡肌与拇长展肌腱之间。

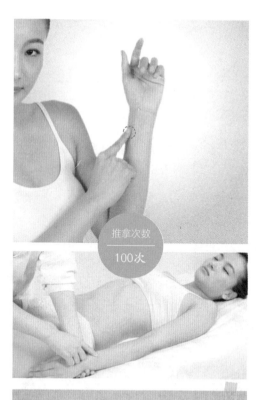

推拿次数 100次

🔥 推拿方法

用食指指腹按揉列缺穴，以有酸痛感为宜。

中耳炎

临床症状: 中耳炎可分为非化脓性及化脓性两大类。化脓性中耳炎以耳内流脓为主要表现,同时还伴有耳内疼痛、胸闷等症状。化脓性者有急性和慢性之分。非化脓性者包括分泌性中耳炎、气压损伤性中耳炎等。特异性炎症一般少见,如结核性中耳炎等。中医认为,此病属于"脓耳"。

基础治疗: 听宫、听会。

随症加穴: 若头晕头痛,加按百会;若食欲不振,加按脾俞。

---

①听宫 「开窍聪耳」

定位: 位于面部,耳屏前,下颌骨髁突的后方,张口时呈凹陷处。

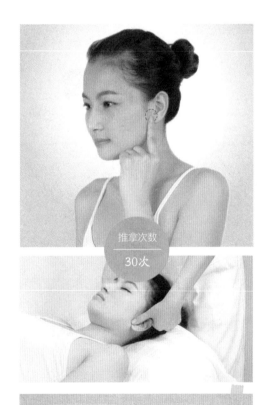

推拿次数
100次

🔥 推拿方法

用拇指指尖轻轻按揉听宫穴,有刺痛感为度。

②听会 「疏利少阳 行气通窍」

定位: 位于面部,当屏间切迹的前方,下颌骨髁突的后缘,张口有凹陷处。

推拿次数
30次

🔥 推拿方法

将拇指指尖放于听会穴上揉按,其余四指半握拳。

颞下颌关节功能紊乱综合征

临床症状： 颞下颌关节紊乱综合征是指颞下颌关节部位在运动过程中出现杂音、下颌运动障碍、咀嚼肌疼痛等症状的征候群。好发于20～30岁的青壮年人。多属于功能紊乱，或结构紊乱或是器质性改变。主要临床表现为颞下颌关节区酸胀疼痛、运动时弹响、张口运动障碍等，还可伴有颞部疼痛、头晕、耳鸣等症状。

基础治疗： 翳风、上关。

随症加穴： 若颞部疼痛，加按颊车；若头晕头痛，加按太阳；若耳鸣，加按肾俞。

---

①翳风 「疏通局部经络」

定位： 位于耳垂后方，当乳突与下颌角之间的凹陷处。

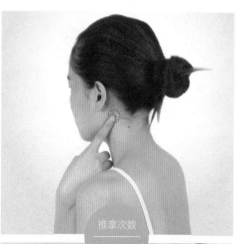

推拿次数
100～200次

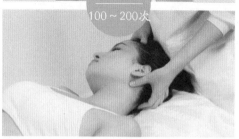

🔥 **推拿方法**

用拇指指腹端轻轻按揉翳风穴，有酸胀感为度。

②上关 「疏筋活血、通络止痛」

定位： 位于耳前，下关直上，当颧弓的上缘凹陷处。

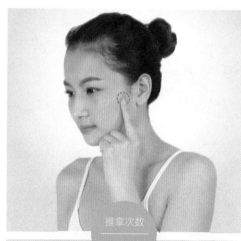

推拿次数
150次

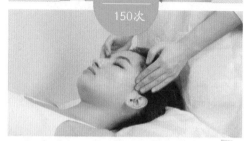

🔥 **推拿方法**

将食、中、无名指三指并拢，三指指尖放在上关穴上揉按。

第11章

告别皮肤问题，身轻松

在医学上，皮肤病是有关皮肤的疾病，是严重影响人们健康的常见病、多发病之一，如麻风、疥疮、真菌病、皮肤细菌感染等。皮肤作为人体的第一道生理防线和最大的器官，时刻参与着机体的功能活动，维持着机体和自然环境的平衡，机体的任何异常情况都可以在皮肤表面反映出来。

痤疮·荨麻疹·黄褐斑

脱发·脚气·褥疮

痤疮

临床症状: 痤疮是一种发生于毛囊皮脂腺的慢性皮肤病,多发于面部、颈部、前胸、后背等皮脂腺丰富的部位。以好发于面部的粉刺、丘疹、脓疱、结节等多形性皮损为特点。痤疮的发病原因较复杂,与多种因素有关,如饮食结构不合理、精神紧张、内脏功能紊乱、生活或工作环境不佳、某些微量元素缺乏、遗传因素、大便秘结等。

基础治疗: 曲池、血海。

随症加穴: 若患处瘙痒,加按膈俞;若大便秘结,加按太溪。

---

①曲池 「清热凉血 泻火解毒」

定位: 位于肘横纹外侧端,屈肘,当尺泽与肱骨外上髁连线中点。

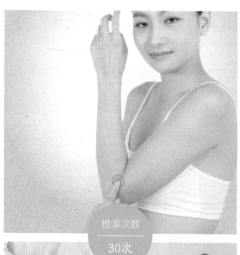

推拿次数
30次

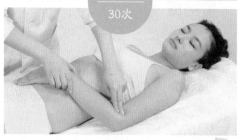

🔥 推拿方法

将食指、中指并拢,用两指指腹揉按曲池穴。

②血海 「清热凉血解毒」

定位: 位于大腿内侧,髌底内侧端上2寸,当股四头肌内侧头的隆起处。

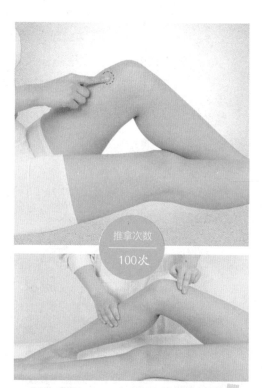

推拿次数
100次

🔥 推拿方法

将食指与中指并拢,以两指指腹按压血海穴。

荨麻疹

临床症状： 荨麻疹是一种常见的变态反应性疾病。本病多属突然发病，常因饮食、药物、肠道寄生虫、化学因素、精神因素及全身性疾患等引起。轻者以瘙痒为主，疹块散发出现。重者疹块大片融合，遍及全身，或伴有恶心、呕吐、发热、腹痛、腹泻，或其他全身症状。

基础治疗： 曲池、膈俞。

随症加穴： 若发热，加按大椎；若食欲不振，加按中脘。

---

①曲池 「通经活络、行气活血」

定位： 位于肘横纹外侧端，屈肘，当尺泽与肱骨外上髁连线中点。

②膈俞 「活血止痒」

定位： 位于背部，当第七胸椎棘突下，旁开1.5寸。

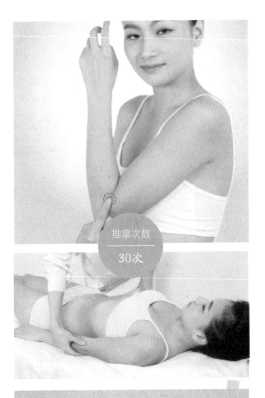

推拿次数
30次

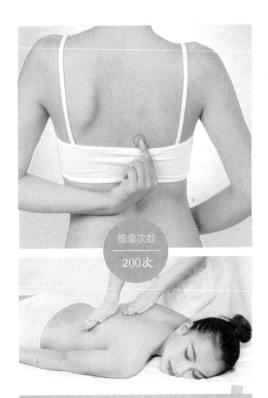

推拿次数
200次

🔥 **推拿方法**

用拇指按住曲池穴，以顺时针方向揉按。

🔥 **推拿方法**

用双掌来回横擦膈俞穴，以每分钟100次的频率有节律地横擦。

黄褐斑

临床症状： 黄褐斑，又称"蝴蝶斑""肝斑"，是有黄褐色色素沉着的皮肤病。内分泌异常是本病发生的原因，与妊娠、月经不调、痛经、失眠、慢性肝病及日晒等有一定的关系。临床主要表现为颜面中部有对称性蝴蝶状的黄褐色斑片，边缘清楚。中医学认为，本病由肝气郁结、气血瘀滞，或肾阳虚寒等所致。

基础治疗： 合谷、血海、三阴交、太冲、涌泉。

随症加穴： 若心烦失眠，加按内关。

---

① 合谷 「通经活络」

定位： 位于手背，第一、第二掌骨间，当第二掌骨桡侧的中点处。

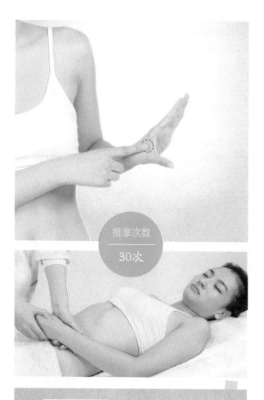

推拿次数
30次

🔥 推拿方法

用拇指指腹以顺时针的方向轻摩合谷穴。

② 血海 「行气活血化瘀」

定位： 屈膝，位于大腿内侧，髌底内侧端上2寸，当股四头肌内侧头的隆起处。

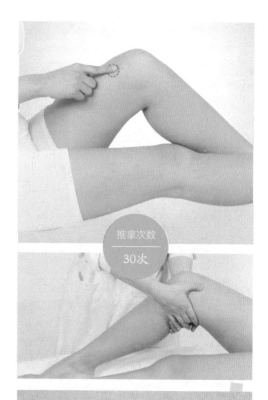

推拿次数
30次

🔥 推拿方法

用拇指指腹按压血海穴，以每秒2次的频率有节奏地按压。

③三阴交 [健脾利湿 兼调肝肾]

定位： 位于小腿内侧，当足内踝尖上3寸，胫骨内侧缘后方。

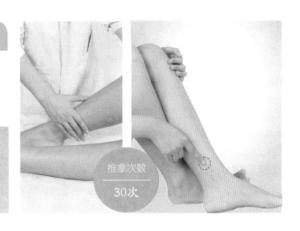

推拿次数
30次

🔥 推拿方法

用四指指腹按压三阴交穴，以每秒2次的频率有节奏地按压。

④太冲 [疏肝理气解郁]

定位： 位于足背侧，当第一跖骨间隙的后方凹陷处。

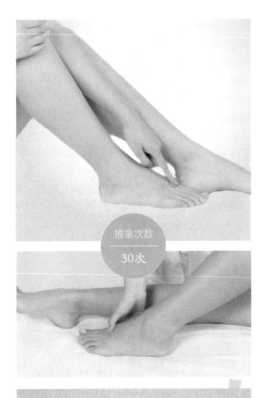

推拿次数
30次

🔥 推拿方法

用拇指指腹按压太冲穴，以每秒2次的频率有节奏地按压。

⑤涌泉 [补益肾气]

定位： 位于足底部，蜷足时足前部凹陷处，约当足底二、三趾趾缝纹头端与足跟连线的前1/3与后2/3交点上。

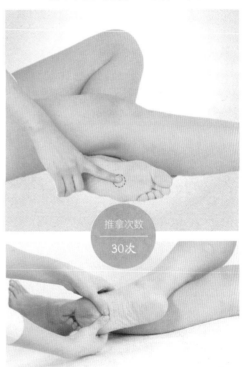

推拿次数
30次

🔥 推拿方法

用拇指指腹按压涌泉穴，以每秒2次的频率有节奏地按压。

脱发

临床症状： 脱发是头发脱落的现象，有生理性和病理性之分。生理性脱发是指头发正常脱落。病理性脱发是指头发异常或是过度脱落。生活压力大、睡眠不足、饮食不当、环境污染、人体血液内的热毒排不出来，以及伤寒、流脑、重症流感等疾病都可引起脱发。

基础治疗： 上星、百会、率谷、玉枕、三阴交。

随症加穴： 若心烦失眠，加按心俞；若食欲不振，加按中脘；若心烦易怒，加按太冲。

---

①上星　「疏通头部气血」

定位： 位于头部，当前发际正中直上1寸。

🔥 **推拿方法**

将拇指指腹放于上星穴上揉按，以局部有酸痛感为度。

推拿次数
150次

②百会　「引气血上行、止脱发」

定位： 位于头部，当前发际正中直上5寸，或两耳尖连线的中点处。

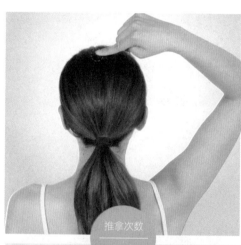
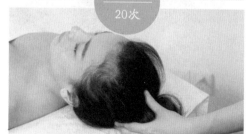

推拿次数
20次

🔥 **推拿方法**

用拇指指腹按揉百会穴，感到酸胀时，再顺时针揉动。

③率谷 「活血通络止脱」

定位： 位于头部，当耳尖直上入发际1.5寸，角孙直上方。

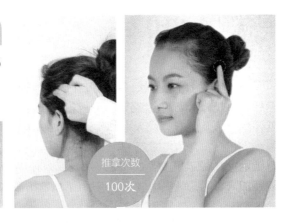

♨ 推拿方法

将食指和中指并拢，按揉率谷穴，以有酸胀感为度。

推拿次数
100次

④玉枕 「疏通头部气血」

定位： 位于后发际正中直上2.5寸，旁开1.3寸，平枕外隆凸上缘的凹陷处。

推拿次数
100次

♨ 推拿方法

用四指做支撑，用拇指揉按玉枕穴，以有酸胀感为度。

⑤三阴交 「健脾利湿 兼调肝肾」

定位： 位于小腿内侧，当足内踝尖上3寸，胫骨内侧缘后方。

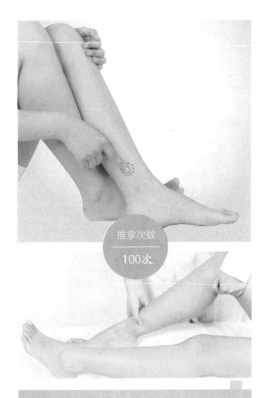

推拿次数
100次

♨ 推拿方法

用拇指指尖垂直按压三阴交穴，以局部有酸痛感为度。

脚气

临床症状： 脚气俗称"香港脚"，是一种常见的感染性皮肤病，主要由真菌感染引起，常见的主要致病菌是红色毛癣菌。好发于足跖部和趾间，皮肤癣菌感染也可延及到足跟及足背。成人中70%～80%的人有脚气，其主要症状是足跖部和脚趾间瘙痒、脱皮、起疱、真菌传播等，甚至引起手癣。

基础治疗： 足三里、阴陵泉、三阴交、公孙、太白。

随症加穴： 若患处瘙痒，加按膈俞；若食欲不振，加按中脘。

---

① 足三里 健脾祛湿止痒

定位： 位于小腿前外侧，当犊鼻下3寸，距胫骨前缘一横指（中指）。

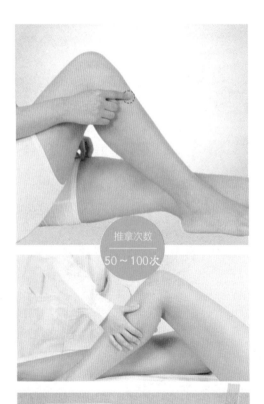

推拿次数
50～100次

🔥 **推拿方法**

用拇指按住足三里穴，以顺时针方向揉按。

② 阴陵泉 健脾渗湿止痒

定位： 位于小腿内侧，当胫骨内侧髁后下方凹陷处。

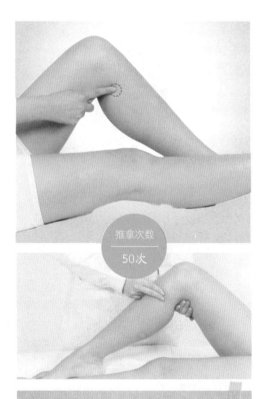

推拿次数
50次

🔥 **推拿方法**

将食指中指紧并，用手指指腹按揉阴陵泉穴。

③三阴交 健脾利湿 兼调肝肾

定位： 位于小腿内侧，当足内踝尖上3寸，胫骨内侧缘后方。

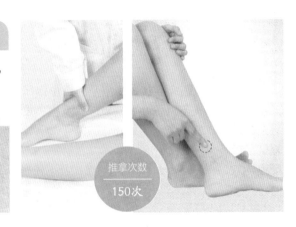

🔥 推拿方法

伸出拇指指尖放于三阴交穴上，微用力压揉。

推拿次数
150次

④公孙 「健脾化湿 和胃理中」

定位： 位于人体的足内侧缘，当第一跖骨基底部的前下方。

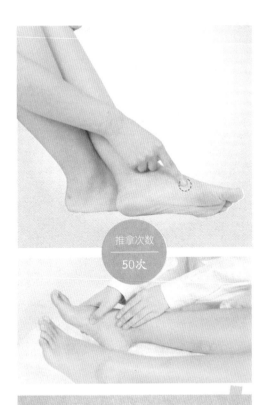

推拿次数
50次

🔥 推拿方法

将拇指指腹放于公孙穴上压揉，力度适中。

⑤太白 「健脾化湿 理气止痒」

定位： 位于足内侧缘，当足大趾第一跖骨关节，后下方赤白肉际凹陷处。

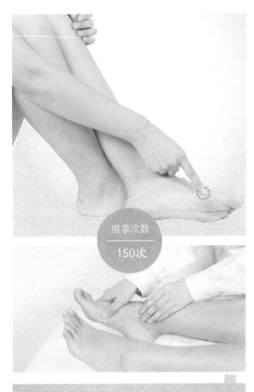

推拿次数
150次

🔥 推拿方法

将拇指指腹放于太白穴上按揉，其余四指附于足背。

褥疮

临床症状：褥疮是由于身体局部组织长期受压，导致血液循环不足而引起的局部皮肤及皮下组织缺血缺氧以致发生破皮、溃疡甚至坏疽的疾病。褥疮多见于截瘫、昏迷的患者，好发部位为肩胛骨、骶骨、坐骨结节、股骨大转子、足跟部等处。

基础治疗： 足三里、丰隆。

随症加穴： 若患处红肿，加按血海；若患处瘙痒，加按膈俞。

---

①足三里 [生发胃气、燥化脾湿]

定位： 位于小腿前外侧，当犊鼻下3寸，距胫骨前缘一横指（中指）。

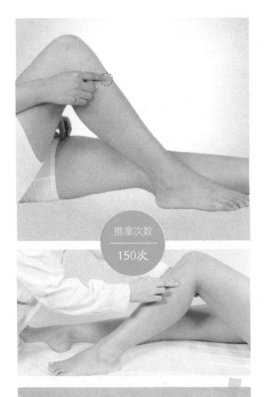

推拿次数
150次

🔥 **推拿方法**

将食指、中指合并按在足三里穴上，以顺时针方向揉按。

②丰隆 [祛湿化痰止痒]

定位： 位于小腿前外侧，当外踝尖上8寸，距胫骨前缘二横指（中指）。

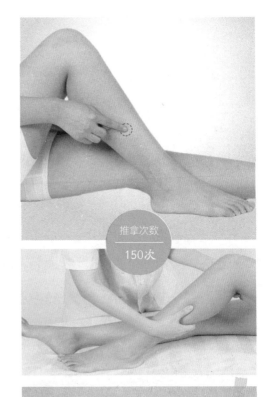

推拿次数
150次

🔥 **推拿方法**

将拇指指腹放于丰隆穴上揉按，以局部有酸痛感为宜。